何歳になっても脳は進化する!

脳神経外科医
林 成之
Nariyuki Hayashi

三笠書房

はじめに
「年を取るほど頭がよくなる」本

脳の力は、年齢と関係なく高められる！

「最近、もの忘れが増えてきた気がするけれど、脳が衰えたのだろうか」

「年を取って頭の働きが悪くなるのはいやだなぁ」

この本を手に取ってくださったみなさんは、おそらくそのような不安をお持ちなのではないでしょうか。

年を重ねれば、体とともに脳の衰えを感じる場面は出てくるものです。もの忘れをするばかりでなく、気力がわかなかったり、柔軟な発想ができなくなったと感じたりすることもあるかもしれません。

そんなとき、多くの方は「年を取ったら頭が老化するのもしかたがない」とあきらめてしまいがちです。

ところが、この「年だからしかたがない」という考えは、じつはまったく正しくないのです。

たしかに、年を重ねれば脳に老化が起きることは間違いありません。脳神経細胞は加齢とともに数が少なくなっていきますし、脳機能の低下を起こすような病気になることもあるでしょう。

しかし、年を取ったからといって、それだけで**思考力が落ちたり発想力がなくなったりすることはありません**。

それどころか、脳の持てる力を最大限に発揮する方法を知り、それを習慣にすれば、**何歳になっても思考力や発想力を伸ばし続けることも十分に可能**なのです。

「年を取ったら頭の回転が遅くなるものだ」と思い込んでいる方は、「そんなできすぎた話があるのだろうか」といぶかしく思うかもしれません。

世間の〝常識〟からすれば、「年を取るほど頭がよくなる」というのはあり得ないことだと感じるのも無理はないでしょう。

しかし、それは脳がどのように働いているのか、その科学的なメカニズムをよく知らないために抱いてしまっている誤解です。

気持ちは何歳になっても年を取りません。

詳しくは本文で説明しますが、そのメカニズムを理解し、いかに「考える力」「理解する力」「判断する力」につなげるか。いかに、それらの機能と一体で働く運動機能やこころを高めていくか。

その具体的な方法がわかりさえすれば、脳の力は年齢と関係なく、さらに、高めていくことができるのです（5ページ図1）。

計算ドリルを解いたり、〝脳トレ〟をやったりする必要もありません。

なぜ「何歳になっても脳は進化する」のか?

本書では、「年を取っても進化する脳」のメカニズムを説明しながら、みなさんが脳を進化させるために身につけるべき習慣、やめるべき習慣を紹介していきます。

ここでひとつ例を挙げておきましょう。

さきほど、私は「年だからしかたない」という考えは正しくない、と述べました。「年だからしかたない」というのは、多くの人が気軽に口にしがちな言葉でしょう。先輩の方に対してなぐさめのつもりで言うこともあれば、自分への言い訳として言う場面もあるかもしれません。

しかし、意外に思われるかもしれませんが、じつはこの**「年だから……」というひとことは、本能のしくみで脳の老化を進めてしまう危険な言葉**なのです。

脳を進化させるためには、「年だから」と言ったり考えたりする習慣はすぐにや

図1　何歳になっても「進化する脳」とは？

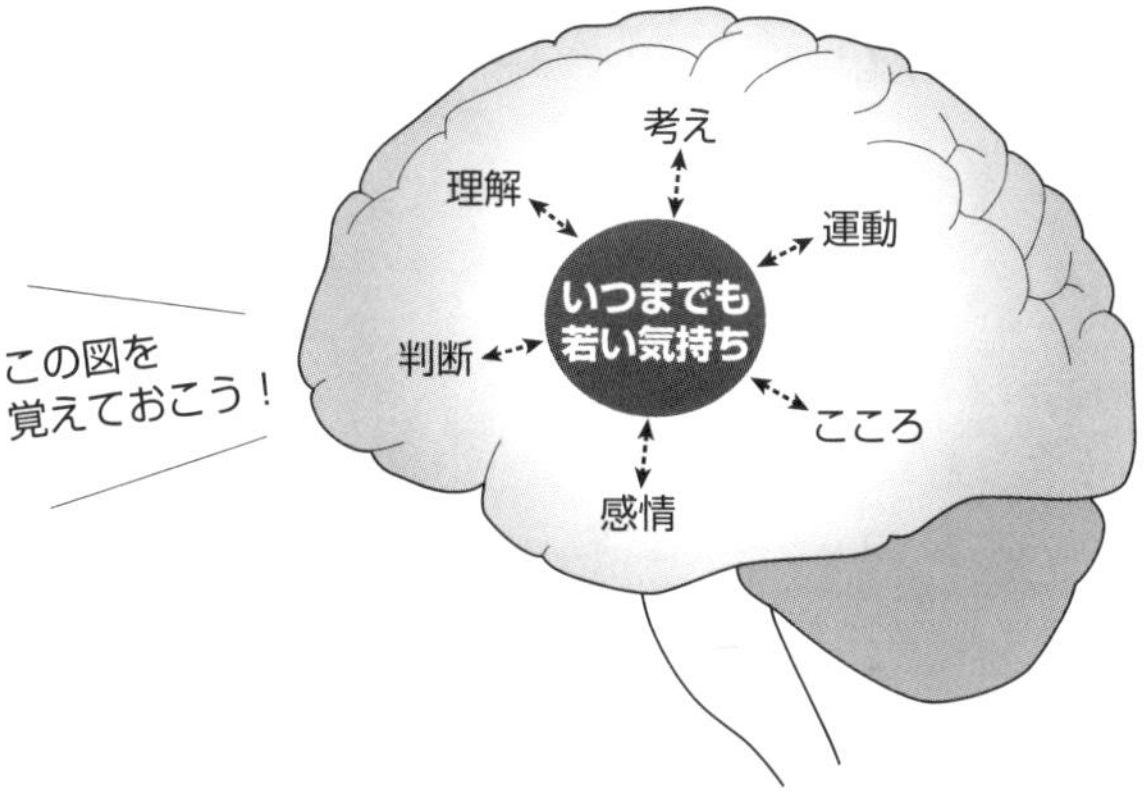

「気持ちはいつまでも年を取らない」。この脳のしくみを考える力、理解力、判断力、こころ、感情、運動能力につなげていくと、何歳になっても進化する脳になる！

めなくてはなりません。

つまり、「年だからしかたない」というのは間違った考えであるだけでなく、脳に悪い影響を及ぼす考え方でもあり、二重の意味で「正しくない」のです。

「年だから……」がダメな理由は、脳のしくみから説き起こして、本編でしっかり説明していきます。

まずは、何気ない習慣が脳を衰えさせてしまい、せっかくの能力を活かせなくなってしまうということも頭にたたき込んでおいてください。

さて、いよいよ本題に入る前に、読者のみなさんにひとつアドバイスがあります。

脳には、**「おもしろい」「興味がある」と判断した情報については、より深く理解でき、思考が深まり、記憶に残る**という特徴があります。

原理についてはおいおいご説明しますが、おそらくみなさんもこの点については身に覚えがあるのではないでしょうか？

自分の好きなこと、興味津々《きょうみしんしん》なことは、いやいややっていることよりもずっと飲み込みが早く、身につきやすいものでしょう。

これは気のせいではなく、脳のしくみからすると当たり前と言えます。

ですから、この本を読み進めていただく際は、**ぜひ「なるほど！」とうなずきながら、楽しんでページをめくっていってください**。「自分には効果がないかもしれないし……」などとネガティブに考えながら読んでいては、本書に限らずどんな本も、モノにすることはできません。

せっかく貴重な時間を使って本を読むのですから、最大限に効果を発揮するために、まずは脳がしっかり働くよう、気持ちを高めておきましょう。

本書を最後までお読みいただければ、**一生、脳を進化させ続ける方法**がわかるのです。いかがでしょう、ワクワクしてきましたか？

準備ができたら、さっそく「年を取るほどイキイキ働く脳」をつくる方法を見ていきましょう。

林 成之

『何歳になっても脳は進化する！』◆もくじ

chapter 1

今日から脳をもっと上手に使ってみよう！

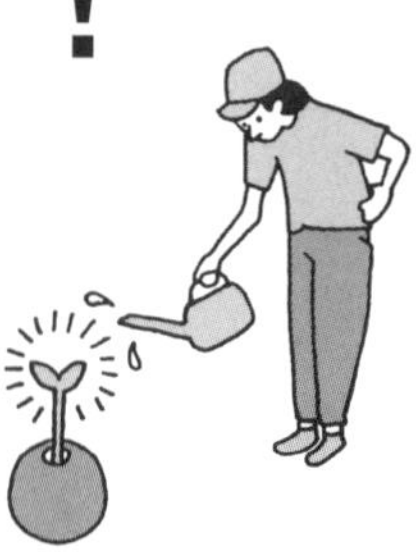

chapter 2

脳が衰える習慣。やめるだけでいい！

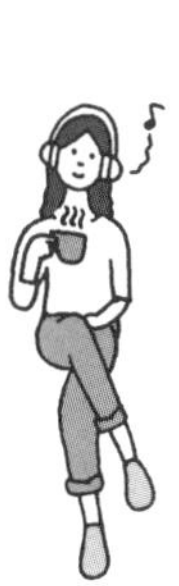

chapter 3

今日から始める「脳が進化する」習慣

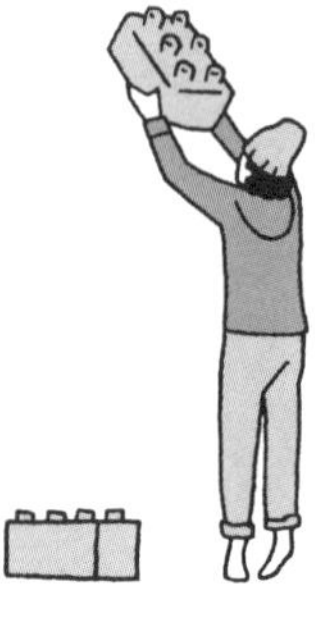

chapter 4

何歳になっても「進化する脳」のしくみ

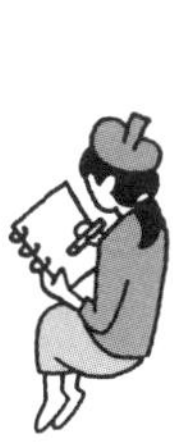

chapter 5

「冴える、わかる、はかどる」すごい脳

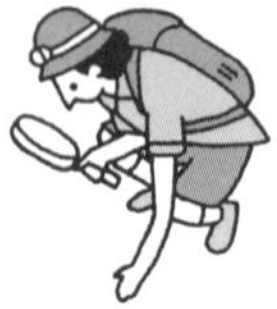

chapter 6

人を好きになると、脳は最高に働く！

編集協力　千葉はるか
本文ＤＴＰ　川又美智子
本文イラスト　加納徳博

chapter 1

今日から脳を もっと上手に 使ってみよう！

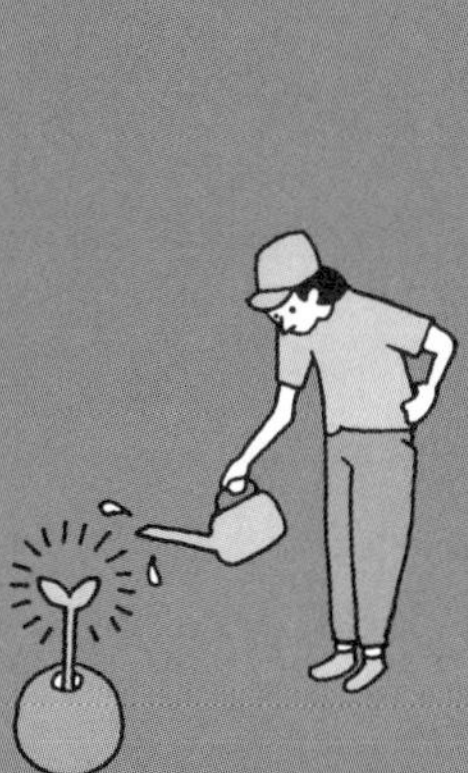

「最近、ちょっと頭が冴えない」というあなたへ

みなさんが「年を取ったなぁ」と脳の衰えを真っ先に感じるのは、おそらくもの忘れをする場面でしょう。

「アレだよアレ、えーっと……」などと、のど元まで出かかっているものの名前がなかなか出てこないときなど、若いころより忘れっぽくなったと、がっかりするかもしれません。

しかし、加齢によって**もの忘れをしやすくなることについては、そう悲観しなくてもよい**と私は思っています。

年を取ると、脳の神経細胞が減少します。脳神経細胞間のネットワークが粗くなってしまうのです。

この脳神経細胞の脱落は、完全には止められません。

もちろん、生活習慣の改善など、細胞の老化速度を遅らせる対策はやったほうがよいと思いますし、これについては3章で医学的な観点から具体的なアドバイスをしていきます。

しかし、脳神経細胞の脱落に伴い、もの忘れをしやすくなるのはある程度しかたないことだと受け止めたほうがよいでしょう。

のちほど詳述しますが、本来、**脳はものを忘れるようにできています**。ですから、「もの忘れは止められないのか……」とがっかりする必要はありません。

人間には、すばらしいアイデアを出したり、思い

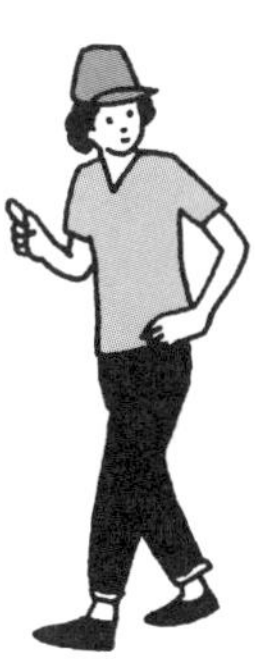

もよらぬ言葉をきっかけとして、こころが感動し、本来の才能を発揮する力がありま す。たとえ脳の細胞が減ったとしても、そうした脳の機能を活かせば、まったく心配はいりません。

それに、覚えておくべきことをしっかり頭にとどめておくコツ、記憶を定着させる習慣さえ身につければ、多少、もの忘れが増えたくらいで困りはしません。

本書では、「覚えておきたいことをより深く記憶に刻む方法」もきちんと解説していきますから、ご安心ください。

そもそも、脳の機能の良し悪しは、記憶力だけで決まるわけではありません。

何歳になってもイキイキと暮らすためには**記憶力より、むしろ、理解力、判断力、発想力などのほうが重要**です。

本書では、これらの力をどんどん進化させていく方法をじっくり紹介していきたいと思います。

「いつまでも若い人」「老けやすい人」の違い

加齢とともに、理解力や判断力、発想力が衰えてしまう人が多いのは、どうしてでしょうか？

理由がわかれば、対策も見えてきます。そこで、本章ではざっくりと脳のしくみを押さえ、脳の力がどのようにして発揮されたり落ちてしまったりするのかを見ていきたいと思います。

最初にみなさんに質問です。

若いころと比べて、好奇心がなくなったり、ものごとに興味を持ちにくくなったりしている人はいませんか?

ここでドキッとした人は、要注意です。というのも、**好奇心や興味が薄れると、脳の働きがどんどん悪くなってしまう**からです。

これは、みなさんもきっと身に覚えがあるはずです。

最初に「おもしろそうだな」と思ったことは、頭にスッと入ってきますし、よい考えも生まれやすいでしょう。学生時代を振り返れば、「数学が好きで公式を覚えるのは苦にならなかったけれど、社会科は苦手で歴史上の人物名はさっぱり覚えられなかった」などといった経験をお持ちの方も少なくないでしょう。

脳は、五感から得た情報を取り込むと、その情報を理解・判断し、思考し、発想を生み出し、記憶します。

取り込まれた情報が最初に到達するのは、「A10(エーテン)神経群」と呼ばれる部分です(23ページ図2の②)。

A10神経群には、好き嫌いをつかさどる「即坐核《そくざかく》」、危機感をつかさどる「扁桃《へんとう》核《かく》」、言語や表情、感動をつかさどる「尾状核《びじょうかく》」、意欲や自律神経をつかさどる「視床下部《ししょうかぶ》」などが集まっています。

Ａ10神経群は、いわば感情をつくる中枢。ここが壊れてしまうと「気持ち」を生むことができなくなります。

情報がたどり着くと、Ａ10神経群ではその情報に対する感情が生まれ、情報に対してレッテルをはります。「好きだ」「嫌いだ」「おもしろそうだ」「興味がない」といったレッテルをぺたぺたと情報にはりつけていくわけです。

このレッテルが、脳の働きに非常に大きな影響を与えます。というのも、ここで**マイナスのレッテルがはられた情報は、その後の「理解・判断」「思考」「発想」「記憶」といった機能がしっかり働かなくなる**からです。

「好きな先生の授業は集中できるけれど、嫌いな先生の言うことは頭に入らない」といったことが起きるのも、じつは、Ａ10神経群によるレッテルのはりつけによるものなのです。

年を取ると、「もう年だからいいや」などと考え、新しい目標に挑む気持ちや、知らなかったことを学ぶ楽しみを失う方は少なくありません。

しかし、こうした「もういいや」という気持ちを持つことは、**せっかくの脳の機能に「働くな！」と言っているようなもの**なのです。

「もうそんな話は知っているよ」などと斜に構えるのも、よくありません。

年を重ねれば知識や経験もそれなりに身についてくるものですが、「もう自分は十分にいろいろなことを知っているのだ」と満足してしまえば、興味を持って人の話に耳を傾けられなくなってしまいます。せっかくよい話を聞いても、脳は働いてくれません。

いくつになっても好奇心で目をキラキラさせている人と、何でも「それは知っている」とうそぶく人とでは、**脳の老けやすさに大きな違い**が生まれます。

A10神経群が脳の中でどのように働いているかを知っておくと、ものごとを前向きにとらえる重要性がよくわかるのではないでしょうか。

図２　脳はどのように考えを生むか？

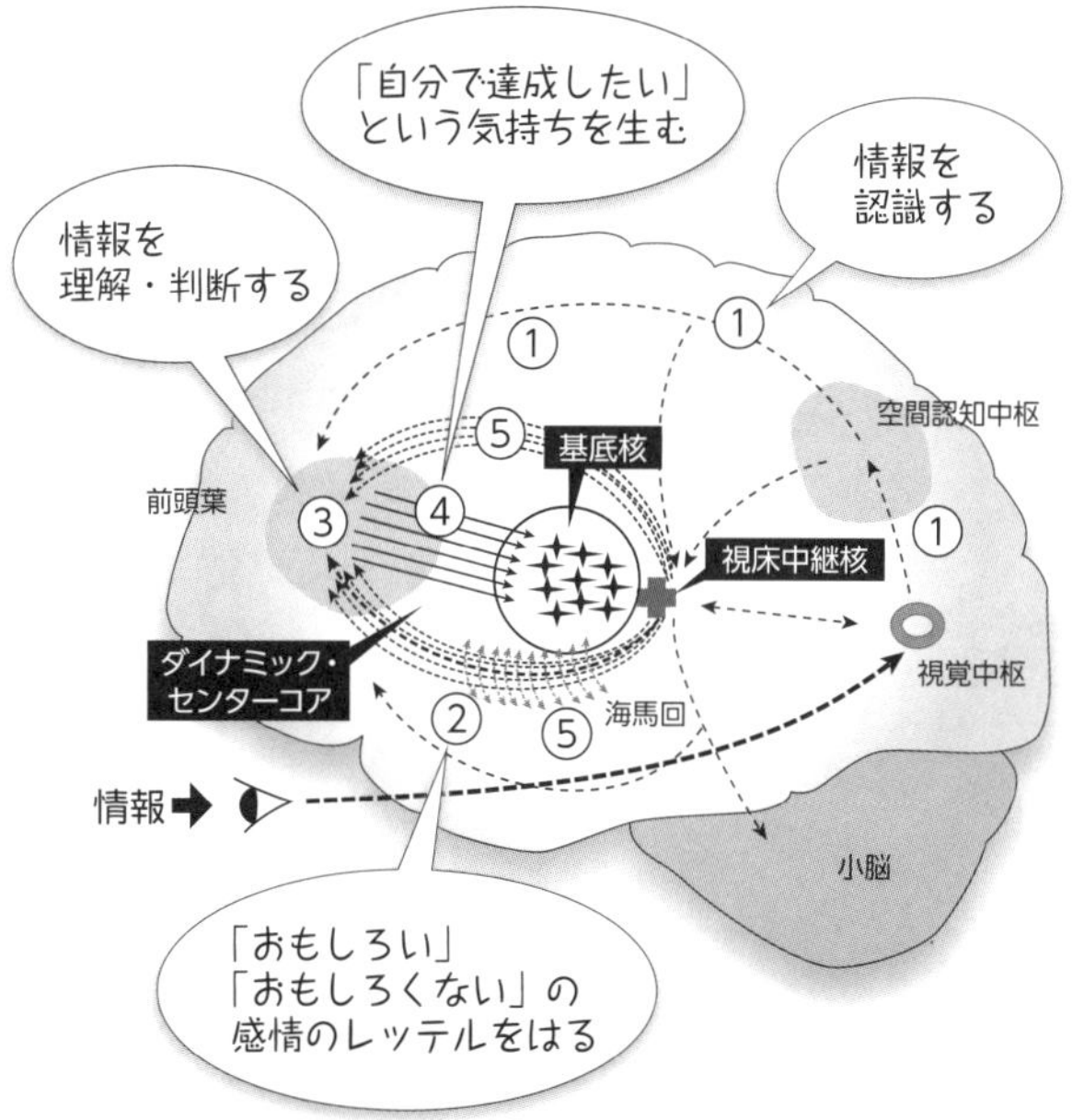

Point **最初に「おもしろい」と興味を持つと、②のA10 神経群でプラスのレッテルがはられ、脳の機能がアップする！**

大脳皮質ルート	①**大脳皮質神経細胞**（視覚中枢・空間認知中枢・前頭葉判断・理解中枢など）
大脳深部ルート（ダイナミック・センターコア）	②**A10 神経群**（扁桃核・視床下部・側坐核・尾状核・嗅結節・海馬回） ③**前頭前野** ④**自己報酬神経群**（線条体ー基底核） ⑤**リンビックシステム**（海馬回・大脳辺縁系）

情報は①～⑤のルートを駆け巡って処理される。

何歳になっても、脳の神経回路は増える！

A10神経群でレッテルをはられた情報は、続いて「前頭前野」に到達します。ここで、情報は「理解・判断」されます。

脳の理解力や判断力はどのようにして発揮されるのでしょうか？　そのしくみを見てみましょう（27ページ図3）。

簡略化して説明すると、前頭前野で行なわれているのは「**コードパターンの照らし合わせ**」です。コードとは、脳が情報を識別するための記号のようなものです。

脳神経細胞は、自動活動をしながら、脳の部位ごとにさまざまなネットワークを持っています。そして、このネットワークは学習によって発達していきます。脳神経細胞をつなぐ**神経回路は、学習しながら年を重ねることで増えていく**のです。

脳神経細胞のネットワークは、つながり方によってさまざまなコードパターンを生成します。過去に学んだことや経験などによって得られた情報は、すべてコードパターンとして脳の中に存在するのです。

脳は**新しく入ってきた情報コードと、すでに存在するコードパターンとのつき合わせ**を行ないます。

コードを照らし合わせることで、その違いから「正しい」「間違っている」「似ているが少し異なる」「大きく違うが、共通点がある」といった高度な判断を行なうわけです。

脳の理解力や判断力は、この「**照らし合わせて違いをより分ける力**」によって決まります。

見方を変えれば、「理解力や判断力がない脳」というのは、「似ているが少し異なる」ものを「同じ」ととらえてしまう脳だと言えるかもしれません。

身近な例で言えば、さまざまな植物をじっくり見てその差を知っている人は、1つひとつの植物について理解し、どの季節に盛りを迎えるか、どのような色あいを持っているかなどを理解・判断することができます。

しかし、「その辺に生えている木や草」などと植物をいっしょくたにしている人は、そのような理解・判断はできないでしょう。

ビジネスの場でたとえるなら、仕事で取り扱うモノやサービスの品質については、どんな人でも理解が深く、良し悪しの判断は鋭敏になるものです。これは、日々触れている商品やサービスについては、一般の人にはわからない差異をよく知っているからです。

おそらく、みなさんはこのしくみも体感されたことがあるはずです。

コードパターンは、**同種の情報が与えられ続けることによって強化されます**。で

図３　脳は情報をどう伝え、判断するか？

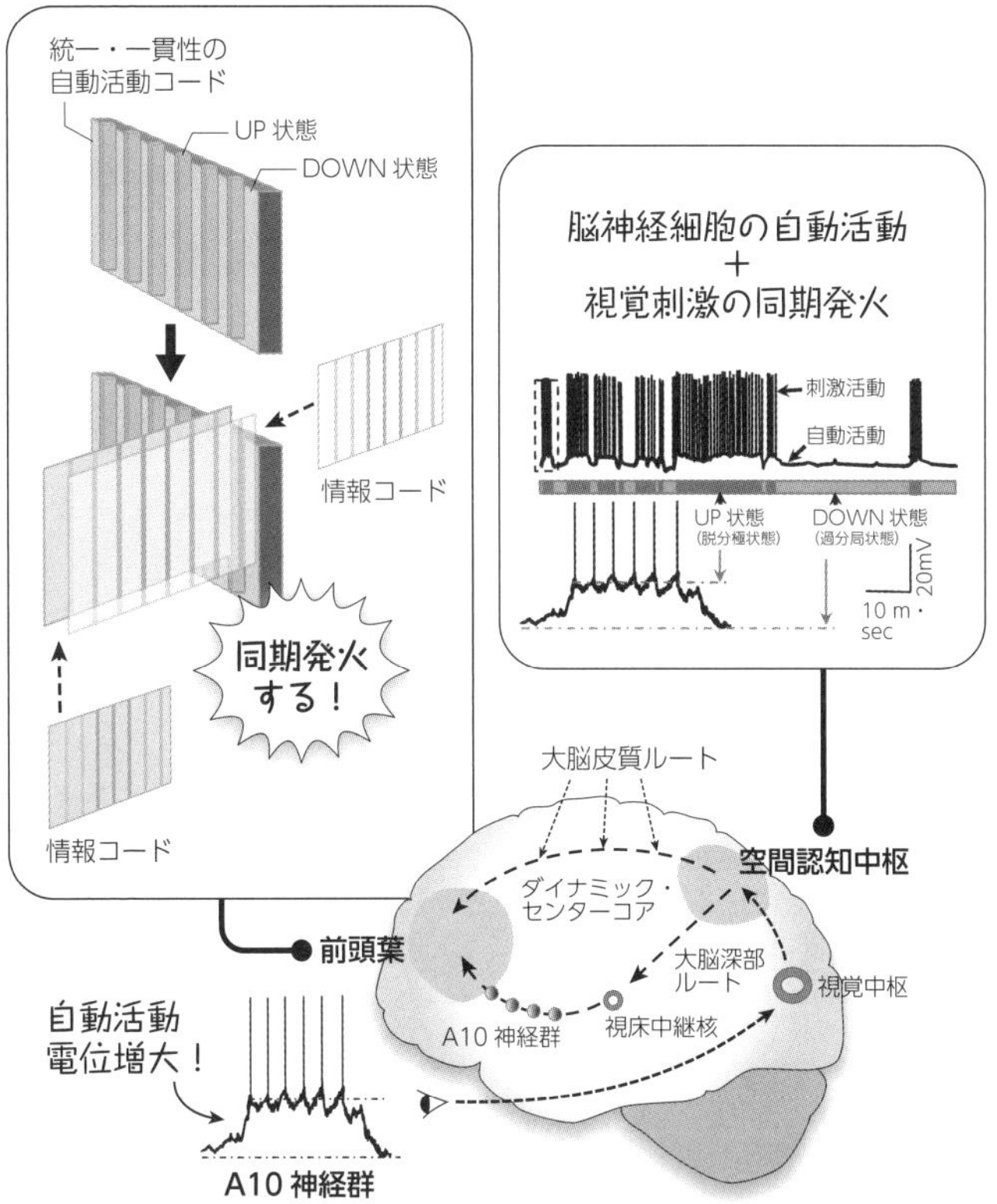

Point　感動すると、脳内情報は強く、長く続く！

前頭葉は、統一・一貫性の自動活動コードに対し、大脳皮質ルートと深部ルート２つの情報コードが同期発火するか否かで、正当性や好き嫌いを判断する。

すから、ある程度の経験を積んだ分野については照らし合わせるためのコードがしっかりしているので、新たな情報が入っても「ああ、そういうことか」とスムーズに理解できます。

先のたとえ話で言えば、「初めて見る植物だけれど、これはあの植物の仲間だな」と判断できたり、「取引先から納品された新商品は、見た目はあまり変わらないけれどこれまでのものより品質がいい」とわかったりするわけです。

反対に、未知のジャンルの話はついていくことさえ大変なのが普通でしょう。

差異をより分け、違いを認識できる力が重要であるのは、スポーツのトレーニングの場面でも説明できます。

たとえば、野球では素振りをしてバッティングフォームを身につけますが、これはくり返しによってコードパターンを強化するためのトレーニングなのです。

本当によいフォームと、微妙にずれてしまったフォームの違いがわからなければ、よいフォームを高確率で再現するためのポイントをつかむことはできません。

理解力や判断力は、脳に情報を与えてコードパターンを生成し、それをくり返しによって強化すると鍛え上げることができます。つまり、微妙な差異をより分ける力を磨いていけば、**年を重ねるほど理解力や判断力を高め、脳を進化させることができる**のです。

みなさんも、毎日の生活の中で「ものごとをくり返す習慣」を取り入れてみてください。

同じ道を同じ時間に散歩する、書道で同じ字を何度も書いてみる、絵画ならデッサンを何枚も書く、スポーツなら素振りのように地道な練習をくり返す……など、簡単にできることから始めてみてください。

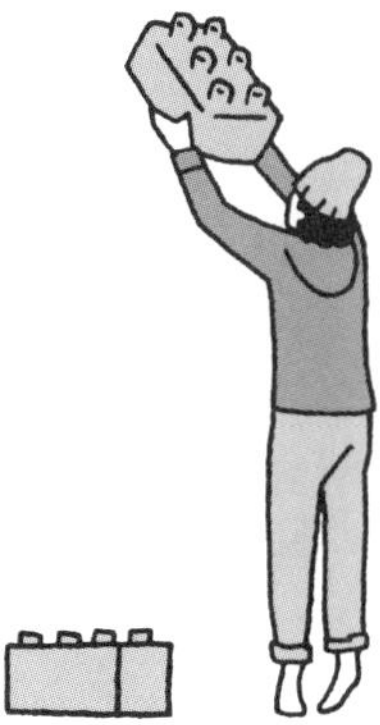

脳が一番喜ぶのは、どんなとき？

年を取ると「もういいや」と後ろ向きになってしまう人が少なくありません。

しかし、**脳はネガティブなことが大嫌い**です。

「やってやろう！」という前向きな意欲を持ち、主体性を持ってものごとに取り組まなければ、脳はきちんと働いてくれません。

少々、専門的な話になりますが、これからその理由を見ていきましょう。大事なことなので、前向きな気持ちで読んでみてください。

前頭前野《ぜんとうぜんや》で理解・判断された情報は、「自己報酬神経群《じこほうしゅうしんけいぐん》」（23ページ図2の④）

を介して「線条体《せんじょうたい》―基底核《きていかく》―視床《ししょう》」「海馬回《かいばかい》・リンビック」へと持ち込まれます。

この「自己報酬神経群」は、情報が「脳が考えるしくみ」に向かっていく際の通路と言える部分です。ここを上手に働かせられるかどうかが脳の思考力を大きく左右します。つまり、**脳を進化させ続けるためには、自己報酬神経群が非常に重要**なポイントになると言えます。

自己報酬神経群は、その名前のとおり、自分への〝ごほうび〟が与えられるかどうかによって働き方が変わります。

では、脳にとってのごほうびとは何でしょうか？

じつは、**脳が一番喜ぶのは、「自分がやろうとしたことを達成すること」**です。みなさんも、長く生きてきた中で、「難しい交渉をまとめた」「厳しい予算、スケジュールにもかかわらず、期日内に仕上げた」など、「やりとげた」という達成感を何度も味わったことがあるでしょう。

その達成感、充足感は、なにものにも代え難いものだったはずです。そして、その達成感なり充足感が、文字通り、自分への最高のごほうびとなり、行動を促す強い原動力になるのです。

「自分がやろうとしたことを達成する」には、まずものごとに対して「やってやろう！」と高い意欲を持たなくてはなりません。

これも、みなさん身に覚えがあるはずです。誰かから「やりなさい」と指示されたり強制されたりしたことは、なかなかやる気が出ず、脳もよく働いてくれないものでしょう。

反対に、自分が主体的に取り組んでいることについては、自己報酬神経群がしっかり働くので、脳に備わったさまざまな力がしっかり引き出されるのです。

もうひとつ、自己報酬神経群には上手に働かせるためのポイントがあります。

自己報酬神経群がよく働くのは、「ごほうびが得られた」ときではなく、**「ごほうびがもらえそうだ！」という期待があるとき**だということです。

「やろうとしたことが達成できそうだ！」というときは、脳がフル回転しますが、

「達成したぞ」と思うと、とたんに脳は働きを止めてしまいます。

たとえば会議をしているときに「もう終わりの時間だ」という雰囲気がただようと、参加者の集中力は途切れてしまったりします。

何かの作業をしているときに、**終わりが見えたら急に能率が落ちる**こともあります。これは、脳が「もう終わった」と判断し、しっかり働かなくなってしまうからです。

以前、ちょっとおもしろい実験をしたことがあります。タッチパネルを使ったゲームに取り組んでいる人の脳血流を、「まだゴールではない」という声をかけ続けたケースと「そろそろゴールだ」という言葉をかけ続けたケースで測定し、比較してみたのです。

すると、「そろそろゴールだ」という言葉をかけられた人は、脳の血流が落ち、ゲームの正解率が下がってしまったのです。

つまり、脳をしっかり最後まで働かせるには、**「そろそろ終わりそうだな」などとゴールを意識しないようにする必要がある**ということです。

ゴールを意識しないというのはなかなか難しいものですが、「あと少しで終わる」ではなく、**「あと少しだからこそ手を抜けない、ここからが本当の勝負だ」**というふうに考え方を変えるのがコツです。

私は以前、北島康介選手をはじめとする北京オリンピック競泳チームに脳科学の観点からアドバイスをした経験があります。

そのとき、選手たちに話したことのひとつは、「ゴールをゴールと思わず、最後の10メートルに入ったら『ここからぶっちぎりで引き離すんだ、ここからが勝負だ』と考える」というものでした。

すると、競泳チームの選手たちはどんどん記録を更新できるようになり、北京オリンピックで大活躍を見せたのです。

「もう少しで終わりだ」と思うか、「ここからが勝負だ」と思うかによって、**引き出される脳の力が大きく変わることが証明されたできごと**だったと思います。

ダイナミック・センターコア──「考える力」は強化できる！

次に、脳のしくみから「**思考力や発想力を伸ばす方法**」を見ていきましょう。

ここまでにご説明した一連の流れを復習すると、脳はA10神経群から記憶をつかさどる海馬回・リンビックまでの神経群を総動員して情報を取り込み、思考します。これらの神経群は、ひとつの連合体として機能しているので、私はこれを総称して「**ダイナミック・センターコア**」と呼んでいます（23ページ図2）。

ここで、考えや感情よりも複雑な「こころ」「信念」と呼ぶべきものや、「記憶」が生まれるのです。

思考力や発想力を進化させる方法は、このダイナミック・センターコアのしくみを解き明かすことから見えてきます。

神経回路を詳しく見ていくと、大きく2つの流れがあることがわかります。流れのうちのひとつは、感情を生むA10神経群を通っていますが、もうひとつの流れは感情中枢を巻き込まず、記憶機能と深く関わる回路を形成しています。

こうした回路の流れからは、A10神経群を通る回路は、感情を伴う「こころ」を生み、もうひとつの回路は情報を過去の記憶と照合して「考えの正当性（信念）」を生み出していることが見て取れます。

そして、2つの回路を通じ、ダイナミック・センターコアで、**「こころ」**や**「信念」を伴って生まれているのが「考え」**です。

2つの回路が融合する部分には、興味深い特徴があります。

情報のインプットとアウトプットに使われる神経伝達路の数を比べると、**情報が出ていくルートより、入っていくルートのほうが多い**のです。

これは、脳の中で情報が一時的にとどまり、思考する時間が取られているということです。

ダイナミック・センターコアについては、ナイアガラの滝にある「ワールプール」を知るとわかりやすいでしょう。

ワールプールとは、水がつねに渦巻いているポイントのことです。水が混じり合い、藻や苔が生え、魚や小鳥などの生物が集まるのだそうです。ワールプールを指して、「生命を生み出す水の流れ」と言う人もいます。

ダイナミック・センターコアの神経回路は、このワールプールのようなものだと言えます。**情報が途絶えることなく渦巻いていて、その流れの中から、つねに新しい考えが生み出されている**のです。

こうしてダイナミック・センターコアのしくみを解き明かしてわかるのは、**人間の思考が、何度もくり返し考えることで深まる**ということです。

つまり、すばらしい考えや斬新な発想、新たなアイデアは、何度も何度も思考し、緻密に理論を詰めていくことによって生まれるのです。

「じっくり考えなくても、アイデアが突然降ってくることもあるのでは？」

そう思う人がいるかもしれません。

しかし、同じアイデアといっても、じっくり考えて磨き抜いたものとただの思いつきとでは、完成度が大きく異なるのは想像に難くありません。

また、アイデアマンと言われる人が「よいアイデアを思いついた！」というとき、それはその瞬間に急に降ってわいた考えではなく、**頭の中で何度も思考し続けた結果の発露**なのです。

「すぐれたアイデアを思いつく人ほど、日々、丁寧に思考を詰めているものだ」ということに異論をはさむ人はいないでしょう。

くり返し丁寧に考える習慣は、心がけしだいで誰でも身につけることができます。

つまり、**思考力や発想力というのは、習慣によって高められる**ものなのです。

「目と目で気持ちが伝わる」のはなぜ？——同期発火

じつは脳神経細胞や中枢には、情報をひとつの概念にまとめる機能がありません。

しかし、脳には、思考することによって「考え」や「こころ」や「信念」を含むひとつの概念をまとめ上げる力があります。**「同期発火《どうきはっか》」と呼ばれるおもしろいしくみ**です。

この「同期発火」、年を取っても脳を進化させるうえで、大変重要なポイントですから、ちょっと詳しく見ておきましょう。

脳の中にある膨大な数の神経細胞は、周囲の神経細胞と回路をつくるだけでなく、遠くの神経細胞にも、軸索《じくさく》（神経繊維）を通じて情報を伝達することができます。

また、神経細胞には、情報を一方向だけに伝えるのではなく、**情報を受け取ったら発信相手にフィードバックする**という機能があります。

こうした情報伝達のしくみによって、脳内では、神経細胞同士が一瞬で情報を伝え合うことができるようになっているのです。

神経細胞はつねにわずかな自動活動をしていますが、そこにひとたび情報がもたらされると、活動が活発になる「発火現象」が起こります。

１９９９年、神経生理学者のディースマンは、情報を伝え合った神経細胞間で発火現象が連鎖するという「**同期発火連鎖**」の理論を提唱しました。

この同期発火連鎖によって、脳内では情報が伝わったルート上に神経細胞を結ぶ〝ループ〟ができあがり、その〝ループ〟が、概念をひとつにまとめていると考えることができるのです。

概念をきちんとまとめるためには、まず神経細胞に強い発火現象をもたらし、それが連鎖することで強い同期発火を起こすことが必要です。

ここでダイナミック・センターコアのしくみと情報伝達のしくみを重ね合わせて考えると、Ａ10神経群で「おもしろい」「興味深い」といったプラスのレッテルをはられた情報は、そのレッテルをともなって大脳皮質全体の神経細胞にフィードバックされることになります。

つまり、人が「考えがまとまった」というとき、脳内ではＡ10神経群を介して同期発火現象が起きており、**「そうだよね」「とてもおもしろい」と強く感じた情報であればあるほど、よりしっかりと考えがまとまる**わけです。

この「同期発火」は、考えをまとめるときだけでなく、他者と考えを通じ合わせるときにも重要な役割を果たしています。

他人から悲しい話を聞くと自分も悲しい気持ちになるのは、他人から気持ちや考えが情報としてもたらされると、私たちの脳が相手と同じように脳神経細胞を同期発火させるからだと考えることができます。

悲しい話を聞くと、相手の表情や涙、話の内容などの情報から脳神経細胞が同期発火を起こすのです。すると、相手の脳と同様に神経細胞を結ぶ〝ループ〟ができあがります。

裏を返せば、考えや気持ちを伝えるとは、「**自分の頭の中にある同期発火のループを、相手の脳の中に強く再現すること**」とも言えます。

コミュニケーションのしくみがわかると、より深く「考えや気持ちが通じ合った」状態をつくるためのポイントがわかります。

相手にしっかり同期発火してもらうためには、まず相手のA10神経群を発火させなくてはなりません。そのためには、**喜怒哀楽をしっかり表現し、相手に自分の感情を伝えること**が重要です。

また、自己報酬神経群まで同期発火させるには、「脳が達成したいこと」を伝えて共有し合わなくてはなりません。

「この人と自分とでは、目指していることが違うな」というとき、人は「気持ちはわかるけれど、考え方には同意できない」などと感じます。脳内に同じ〝ループ〟をつくれていないわけです。

社会生活を送るうえでは、コミュニケーション力が大変重要です。周囲の人と上手に気持ちや考えを通わせ合いながら年を重ねていくためには、脳の同期発火力を高めることが大切なのです。

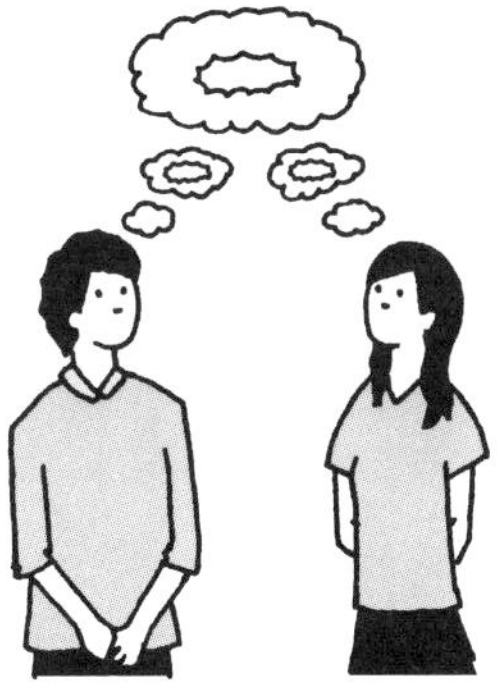

「忘れにくい記憶」をつくるコツ

本章の冒頭で「もの忘れをするのは当たり前」と述べましたが、記憶が生まれるしくみを知れば、記憶力を高めるコツもおのずとわかります。**大事なことを忘れないようにすることはできる**のです。

人間の記憶には、「作業記憶」「体験記憶」「学習記憶」「運動記憶」の4つがあります。

脳が受け取った情報はすべていったん作業記憶となりますが、中には長く覚えておく必要のない情報もたくさん含まれています。ですから、作業記憶は前頭前野で止まり、重要でないと判断されれば消えるしくみになっています。**不要な情報はちゃんと「忘れられる」ようにできている**ので、脳はパンクしてしまわずにすむのです。

体験記憶、学習記憶、運動記憶は、前頭前野で重要と判断された情報から、思考によって生まれる「イメージ記憶」です。ものごとをありのままに記録するのではなく、脳の中で**「考えるしくみ」を通して生まれたイメージが記憶されている**ということです。

具体的には、ダイナミック・センターコアにおいて思考される際、神経回路の中にある「海馬回・リンビック」で記憶が生まれているのです。

この最初の記憶を短期記憶と言います。この記憶は、大脳皮質に運ばれて長期記憶になるのですが、この短期記憶をどのようにつくるかが大切なポイン

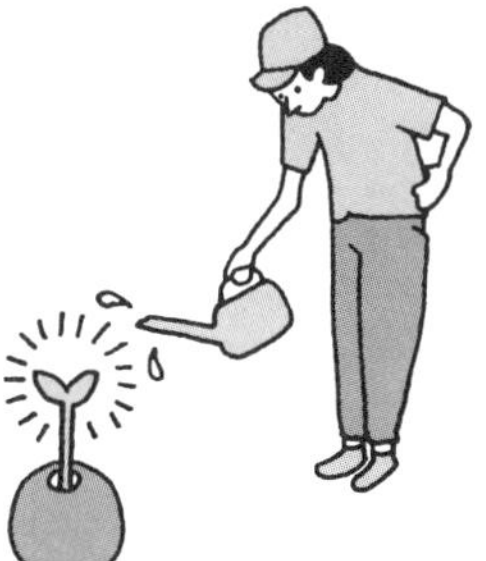

トです。

いわゆる「記憶違い」が生じるのは、記憶というのがじつは非常に主観的なもので、思考しだいで変わりうる可能性を秘めているからだと言うこともできるでしょう。

つまり、**脳は「思考したことからしか記憶を生み出せない」**のです。

ここからわかるのは、**脳が思考力を強く発揮したときほど、より強い記憶が残る**ということです。

情報を受け取ったときにA10神経群で「おもしろい、興味深い」という感情のレッテルをはったり、「やってやるぞ」と自己報酬神経群を働かせたり、ダイナミック・センターコアの回路を何度も通しながらくり返し考えたりする——端的に言えば、脳の機能を最大限に引き出して思考する——ことが、忘れにくい記憶を残すことにつながるのだと言えます。

「ここ」を刺激すると、脳の力をグングン引き出せる！

ここまでで脳のしくみを概観してきましたが、脳の力を十分に発揮するには、しくみを理解するだけでは足りません。

ここから、「年を取っても、進化する脳」をつくるための非常に大切なポイントである**「脳の本能」**について説明していきたいと思います。

脳には、神経細胞の機能から生まれる3つの本能と、考えを生み出すダイナミック・センターコアの組織から生まれる4つの本能、合計7つの本能があります（49ページ図4）。

まず、脳神経細胞に由来するのが、**「生きたい」「知りたい」「仲間になりたい」**という3つの本能です。

人間は、この3つの本能をもとに社会システムをつくり上げてきました。「生きたい」「知りたい」という本能は、人間社会に科学を、「知りたい」「仲間になりたい」という本能は文化を、「生きたい」「仲間になりたい」という本能は宗教を生み出しました。

現代社会においては、「生きたい」という本能が家庭のシステムを、「知りたい」という本能が教育のシステムを、「仲間になりたい」という本能が会社などの組織のシステムをつくり、維持しています。今のような社会システムができあがったのは、**偶然ではなく、すべて脳の本能にもとづいている**のです。

ダイナミック・センターコアの組織に由来するのが、**「自己保存」「自我」「統一・一貫性」「自他共存」**の4つの本能です。これらは、**脳組織の機能を守るために生**

図４　脳の「７つの本能」とは？

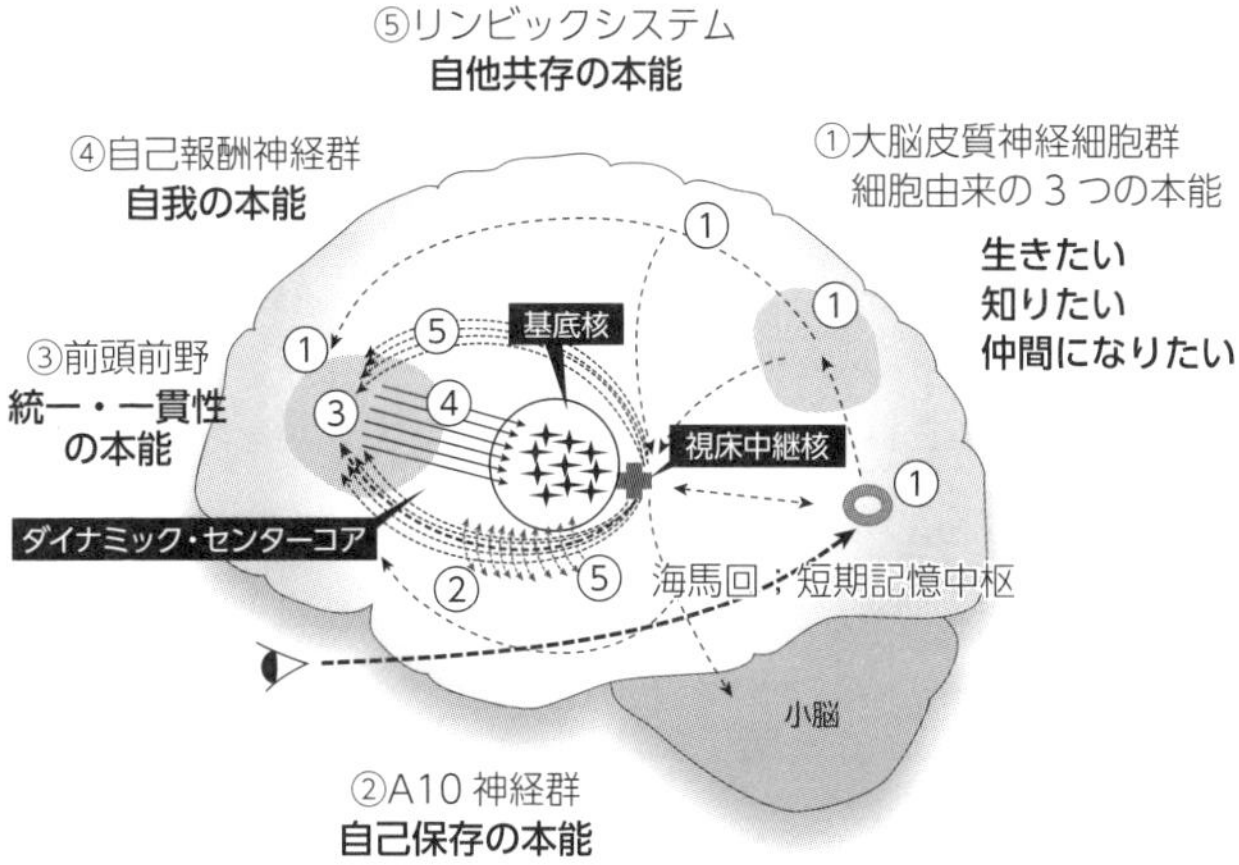

まれた本能と言えます。

自己保存とは、文字通り「自分を守ろうとする」本能です。

A10神経群が、情報の好き嫌いや興味の有無、危険性などを判断する機能の基盤となっています。自己保存の本能なくして、好悪や危険性の判断はできません。

自我は、自分で考えたものを自分で達成したいという気持ちを生み出す、自己報酬神経群の働きを支える要になっています。

統一・一貫性は、「同じである」「そろっている」「一貫性がある」「統一されている」ことを好む本能です。これは、前頭前野が「情報を理解する機能」の基盤となっています。

先にご説明したとおり、前頭前野では、入ってきた情報の理解・判断のために既存のコードと情報の照らし合わせが行なわれます。このような機能は、「統一・一貫性」の本能があるからこそ可能なものと言えます。

そして、脳のさまざまな組織が連合して働くことに由来する本能として、違いを認めて共に生きる「自他共存」という本能があります。

これは、脳が「考え」「記憶」を生むための基盤となるものです。

ダイナミック・センターコアでは、A10神経群や前頭前野、線条体、海馬回などの組織が連係して思考を生み出します。これは、それぞれの組織が差異を乗り越え、一体となって機能することによって可能になっているのです。

こうして見ると、**脳の本能は、脳の機能と非常に密接に関わり合っている**ことがわかります。

脳の本能について理解し、本能をコントロールする方法や鍛え方を知ると、脳の力をグングン引き出すことができるのです。

「みんなで渡れば怖くない」脳の妙なクセ

人間の本能は、プラスにもマイナスにも働きます。

たとえば「自己保存」の本能は、危険性などを判断する機能の基盤となっており、身の安全を守るために大変重要な役割を果たしています。

また、「統一・一貫性」の本能は、正誤を判定したり、ものごとの筋道を通したり、バランスを取ったり、整ったものをつくったりする際にプラスの働きをします。

しかし、**本能はときに過剰反応し、脳が失敗したり間違いを犯したりする原因となる**ことに注意しなくてはなりません。

たとえば、人間の脳には「統一・一貫性」の本能があるため、「同じ環境を保てなくなるような変化は苦手」「周りの人や多数派の意見に、考えや行動をそろえたがる」という傾向があります。

引っ越しをした後など、部屋で落ち着けるようになるまでに時間がかかり、なかなかものごとに集中できなくなることがあります。これは、環境の変化によって統一・一貫性が崩れてしまったために起きる現象と考えられます。

自分とは異なる意見を言う人を嫌いになるという現象も、統一・一貫性の本能から説明することができます。

意見が違うくらいで相手に対してネガティブなイメージを持つ必要はないはずなのに、意見に反対するだけでなく悪印象まで持ってしまいがちなのは、**脳が統一・一貫性を崩されることに不快感を覚える**からなのです。

東日本大震災後には、原子力発電所をなくすべきだという意見が世の中を席巻し、一時は「原発容認」と取られる発言をするだけで批判を受ける状況になりました。

その正否は別にして、これも「みんながダメだと言っているのだからダメだ」といったように、多数派と意見をそろえて統一・一貫性を保とうとする脳の性質が引き起こしたものと見ることができます。

原発の問題に限らず、ものごとには多様な意見があってしかるべきなのに、「ダメなものはダメ」などとヒステリックに叫んでも問題を前向きに解決することにはつながりません。

冷静に考えればわかるはずなのですが、一般に「群集心理」などと呼ばれるものがわき起こると、多くの人はそれに反対できなくなってしまうのです。

統一・一貫性の本能は、非常に強固です。

大震災の際は、津波が押し寄せようとしているまさにそのとき、渋滞の中をクルマで列をつくる人々の姿がカメラでとらえられていました。

人間は、**危機に際して「自分は大丈夫」と危険を過小評価しがちなもの**であり、この現象は防災学においては「**正常化の偏見**」と呼ばれています。

これを脳科学的に見れば、統一・一貫性の本能の過剰反応によって、いつもと大きく異なる状況を認識できなくなっているのだと言えます。

「統一・一貫性」や「自己保存」や「自我」の本能は、日常生活のさまざまな場面で過剰反応します。脳の本能が過剰反応してしまうものだということを知っていれば、「これは本能の過剰反応だな」と冷静に判断することができます。

さらに、過剰反応を抑えたり、本能をうまくコントロールするコツを知っていれば、過ちを防いだり最小限にとどめたりすることも可能なのです。

「こころ」はどこから生まれるか?

脳の機能を高めていくために、本能とともに大きなカギを握っているのが「こころ」です。

「こころ」と聞くと、科学的な脳の働きの話から離れてしまうように感じる方もいるかもしれません。

しかし、**脳の機能は「本能」と「こころ」と三位一体となって働くもの**なのです。

先に本能について見てきましたが、ここでは「こころ」とは科学的にはどのようなものなのか、そして脳機能を高めるための「こころ」の育み方を説明しておきたいと思います。

「こころ」は、脳が思考することによって「考え」や「信念」などとともに生み出されるものです。

脳に情報が持ち込まれると、A10神経群や前頭前野、記憶をつかさどる海馬回・リンビック、線条体や視床などからなるダイナミック・センターコアが思考します。

このとき、脳の働きにともなって、**本能が「こころ」を生んでいる**のです。

たとえば「生きたい」「知りたい」「仲間になりたい」という本能からは、思考にともなって探求心や競争心、友愛のこころなどが生まれます。

「自己保存」や「自我」の本能から生まれるのは、「自尊心」や「何かを得たいと望むこころ（モチベーション）」「向上心」などです。

また、「統一・一貫性」の本能が生むのは「正しいものをよしとする心」や、「クオリア」と呼ばれるこころです。クオリアという言葉はよく誤って使われていますが、正しくは「**微妙な差異をよりわけて好悪を感じるこころ**」のことを言います。

そして、「自他共存」の本能は、「貢献心」や「他者を愛し、他者のためになることをうれしいと感じるこころ」を生むのです。

「本能」と「こころ」について理解すると、脳機能がこれらと切っても切り離せない関係にあることがよくわかります。

たとえば、先に説明したように、脳の理解力や思考力を引き出すには情報に対して最初に「好きだ」「興味がある」といったプラスのレッテルをはることが必須です。そしてこのとき、脳の「本能」と「こころ」が重要な役割を果たします。

強い探求心や好奇心を生むことができなければ、情報にプラスのレッテルをはることはできません。

つまり、「生きたい」「知りたい」といった本能を磨き、そこから生まれる探求心や好奇心を育んでこそ、情報にプラスのレッテルをはりやすくなり、理解力や思考力をしっかり発揮できるわけです。

たとえば、**まずは何ごとにも興味を持つ**、といったことが大切です。それが、本能を磨くことにつながるのです。

また、「自己保存」や「自我」の本能から生まれる「向上心」や「自尊心」は、主体性を持つために欠かせません。

先に見たように、**自分から積極的に行動する主体性**は、「自己報酬神経群」にとって非常に重要なファクターです。

「自己保存」や「自我」の本能を磨き、上手にコントロールして、強い「向上心」やバランスのよい「自尊心」を持つことが、脳の機能を高めると言えます。

・自分が何かをやり遂げようという思いを持っているか？
・保身に走り自分の立場ばかりを守ろうとしていないか？
・自分と異なる考えを受け入れるよう意識しているか？

といった点をつねに振り返る習慣をつけることが、自己保存や自我の本能を磨くことになるでしょう。よいこころを育むと人間性が高まるとされていますが、じつはそれだけでなく、脳の機能を高めることにもつながっているわけです。

「脳機能」と「本能」と「こころ」の関係を知ると、**「本能」やそこから生まれる「こころ」を抜きにして頭をよくすることはできない**ことがわかります。

先の例で言えば、「知りたい」という本能、そこから生まれる「好奇心」があってこそ、さまざまなものごとに興味を持つことができ、脳がイキイキと働くのだということです。

人の優秀さを語るとき、よく「あの人は人間力がある」などと言ったりします。これは、「人間の能力が総合的に高まるものであり、脳機能がすぐれている人は、同時にすばらしい本能や優れたこころも持っているものだ」ということを示しているのだと思います。

年を取るたび、脳の力を上手に使えます！

さて、1章では、脳が情報を取り込んで理解・判断し、思考し、考えや信念やこころ、そして記憶を生むしくみを見てきました。

脳のしくみがわかれば、それにもとづいて脳を進化させる方法を導き出すこともできるということがご理解いただけたのではないでしょうか。

ここまで準備ができたところで、いよいよ、本書のテーマである**「年を重ねても進化する脳」をつくるためのより具体的なアドバイス**に入っていきます。基本がわかっていれば、話はスムーズです。

たとえば、みなさんはもう「ものごとを深く理解し思考を深めるには、最初に興味・感心を持たなくてはダメだ」ということがわかっています。

すると、年を重ねるにつれて理解力や思考力が落ちてしまいがちな理由も予測できるでしょう。

社会との関わりが減り、いろいろなことをやり尽くしたような気になると、それだけで脳の機能はしっかり働かなくなってしまいます。

「年だから」「どうせ……」というのは、自己保存の本能の過剰反応です。これを意識的にコントロールしなければ、やはり脳の力は発揮できなくなります。

こうしたことの積み重ねが、「年を取って頭の働きが悪くなったなぁ……」ということにつながっていくわけです。

次章からは、「脳機能を衰退させる習慣」と「脳機能をアップする習慣」について、具体例をあげながらわかりやすく紹介していきます。

読んだそばから、どんどん実践していきましょう！

chapter 2

脳が衰える習慣。やめるだけでいい！

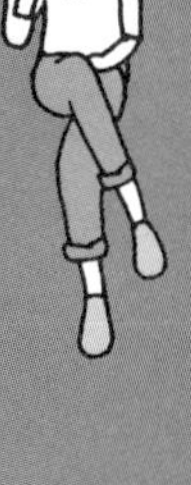

脳が衰える習慣❶

「もう年だよ」が口癖になっている

脳には、「よい習慣」と「悪い習慣」があります。

よい習慣を始める前に、**まずは脳の機能を低下させる「悪い習慣」を知り、その悪習慣をやめることが先決**です。

本章では、脳を老化させるマイナスの要因に目を向け、「年を取っても進化し続ける脳」をつくるためにやめるべき習慣を紹介していきましょう。

真っ先にやめたいのは、「年だから……」を言い訳にすることです。

年を取ると、誰しも、ちょっとしたことで疲れを感じたり、体の調子が悪くなったりして、「若いころとは違うな」と感じることがあるでしょう。そうした場面では、つい、「もう年だから……」と口にしたり、「若くないんだからしかたない」などとあきらめに似た気持ちを抱いてしまいがちです。

みなさんの周りにも、何かというとすぐ「年だから」と言う人はいませんか？

しかし、この「年だから」という言葉は、安易に口にしていると、**どんどん脳の力が衰退してしまう危険なフレーズ**なのです。

「年だから」というのは、ちょっと厳しい言い方をすれば、自分に対して「言い訳」をしている状態と言えます。

「Aさんはテキパキと仕事ができるけれど、それは若いんだから当たり前。私はもうこんな年だから、仕事のペースがちょっとくらい遅れたってしかたがない」

こんなふうに考えれば、仕事ができない自分を慰《なぐさ》めることはできるかもしれません。しかし、脳の力を十分に発揮させ、若者に負けないほどバリバリ仕事をして成果をあげることはまずできないでしょう。

「年だから」に限らず、人はときとして自分を慰めたり納得させたりするために、無意識のうちに言い訳をします。

みなさんは、仕事や勉強、運動などで理想的なパフォーマンスがあげられないとき、「疲れているからしかたがない」「寝不足だから無理もない」「問題が難しすぎるんだ」といったように、「できない理由」を口にしてはいませんか?

これは、先に説明した「自己保存」の本能によるものです。

脳が持つ「自己保存」の本能は、自分の心身を守るために大変重要な役割を持っていますが、過剰反応しがちだという難点があります。

「年だから」「疲れているから」などと口にするのは、「○○できないのは××のせいだ」と自分に言い聞かせることで、脳が自尊心を保ち、**プライドを傷つけられることから自分を守ろうとする反応**なのです。

自己保存の本能が過剰反応すると、脳の働きを悪くしかねないことを覚えておいてください。

「年だから」「疲れた」「無理だ」「難しい」といった否定的な言葉は、**口にしたり**

耳にしたりするだけで、脳にとってマイナスに働くのです。

1章で学んだ脳のしくみを思い出してください。

脳に情報が入ると、A10神経群は、その情報に「おもしろそうだ」「興味がない」といったレッテルをはるのでしたね。

レッテルが前向きなものであれば、その情報を理解しやすくなり、思考が深まり、記憶に定着しやすくなります。

逆に、ネガティブなレッテルをはられると、その情報については理解が深まらなくなってしまいます。思考は浅くなり、記憶にも残りにくくなります。

グチを言ったり、否定的な言葉を耳にしたりするのは、わざわざ脳が情報にネガティブなレッテルをはるように仕向けているのと同じこと。ですから、年を重ねても脳の機能を引き出せるようになるためには、「年だから」「どうせできない」といった言葉を口にしてはいけません。

「年だから」がダメなのは、自分に対するあきらめの気持ちを抱くことで、悔しさを味わえなくなることも理由のひとつです。

一流と言われるスポーツ選手は、負けず嫌いなものです。これは、負けて悔しいという気持ちがあるからこそ「何とかして勝ちたい」と思い、ものごとを達成する力がわいてくるからだと言えます。

悔しがれることは才能のひとつなのです。

たとえば体力が落ちて体がついてこなくなったとき、「悔しい」「何とかしたい」と思えれば、脳は力を発揮します。

しかし「年なんだし、こんなものかな」などと満足してしまうと、持っているはずの力さえ出すことができません。

脳の力を活かし続けるためには、悔しさを受け入れ、何とかして**「やりたい」という気持ちを失わないようにすることが大切**だと言えます。

脳が衰える習慣❷

人の話を「うわの空で聞いてしまう」

年を重ねると、自分が積んできた経験や身につけた知識への慢心が生まれてしまいがちです。

あなたの周りには、何ごとも「**知っているつもり**」になって、人の話に耳を傾けられなくなっている人はいませんか？

未知の世界に対して、「そんなのどうでもいいよ」という態度を取り、興味を示さない人もいるかもしれませんね。

このような態度を取ってしまう人は、あっという間に脳の機能を衰えさせることになりますから要注意です。

脳神経細胞は、1つひとつが「生きたい」「知りたい」「仲間になりたい」という本能を持っています。なかでも**「知りたい」という本能は、思考力や記憶力にかかわる、脳の原点**とも言えるものです。

「知りたい」という本能は、生まれたばかりの赤ちゃんが脳内に神経伝達路を形成するためのベースとなっています。赤ちゃんは、自分を守り育ててくれるお母さんという存在に興味を持ち、「知りたい」と思うことで脳を発達させていくのです。

ところが、脳の神経伝達路は使わなければ衰えていきます。年を重ねてものごとへの興味を失い、「何をやってもおもしろくない」と感じていると、神経伝達路の機能が落ちてしまうのです。

脳の機能を維持し、発達させていくには、ものごとへの強い興味を持つことが欠かせません。「知りたい」という気持ちは一般に「好奇心」と呼ばれますが、**好奇心をなくせば脳はどんどん衰えてしまいます**。

好奇心が脳を機能させるうえで重要だということは、みなさんも何となくお気づきなのではないでしょうか。

「頭がよい」と言われる人は、何でもおもしろがって首を突っ込み、目をキラキラさせながら新しい情報に接するものです。

逆に、頭脳明晰な人であっても、**興味がないことはなかなか覚えられない**ものですし、「つまらなそうだな」と思っていることに対しては、思考力や発想力を発揮することができません。

「知っているつもり」になったり「そんなことはどうでもいい」と興味を示さなかったりすることが、脳にとっては非常に危険だということがおわかりいただけたでしょう。

幼い子どもは身の回りのさまざまなことに自然に興味を覚えて脳を発達させていきますが、大人になり、年を取るにつれて、好奇心を失ってしまう人は少なくありません。

たしかに、年を重ねれば身につけてきた知識や経験だけで生きていくこともできますから、あえて未知の分野にチャレンジするのは面倒だと感じるのも無理はないのかもしれません。

しかし、脳機能の衰えを防ぐには、年を重ねてもなお強い好奇心を持ち続け、**自分が経験したことのない分野にも積極的にチャレンジすること**が大変重要です。

私自身、救命救急医療の現場を離れてずいぶん経ってから、まったくの異分野である広告業界から相談を受けた経験があります。

最初は「脳神経外科医に広告の話とは何ごとだろう」と不思議に思い、「何か期待してくださっているようだけれど、お役に立てなかったら嫌だなぁ」と躊躇《ちゅうちょ》する気持ちがありました。

しかし、声をかけてくださった方とお会いしてお話ししてみると、相手の方は私の話すことに興味を持ってくれたようでした。救命救急とはまったく別の世界でしたが、請われるままに研究を引き受け、ＣＭの効果に関する調査などを行なうまでになったのです。

２０１１年に「サイエンス映像学会」で論文を発表、２０１３年には、好感度の高い映像やＣＭは脳のどこに反応し、どのようなコマーシャル映像が購買意欲を刺激するかといったことを、脳科学の観点から考察した書籍も出版しました。

研究を進めるにつれて新しい発見があり、この経験は私自身にとって大変興味深いものになりました。自分が知らない世界に足を踏み入れたことで思考が深まり、それまでとはまた違った新しい発想がどんどん生まれるようになったのです。

最初は不安もありましたが、振り返ってみると、「期待していただいているのだから、自分の経験が役に立つこともあるに違いない」と自分に使命を与えて気持ちを奮い立たせ、**前向きに取り組んだことが、自らの脳の進化につながった**のだと思っています。

みなさんも、「年だから」などと考えず、英会話などの学習や新しい趣味にチャレンジしてみてはいかがでしょうか。

脳が衰える習慣❸

「でも、だって……」すぐに言い訳する

脳の機能を向上させるためには、ネガティブな思考を今すぐやめることです。

「でも」「だって」といった**否定語をすぐ口にする人は、脳が老化しやすい**と言えます。

脳機能の低下を示す病気としてよく知られているものに、「パーキンソン病」があります。パーキンソン病になると、意欲が減退し、動作が緩慢になったり表情がなくなったりするほか、歩行などの運動にも障害が出ます。手や体が無意識にぶるぶる震えたりもします。

パーキンソン病は遺伝的な要因で発症すると言われていますが、性格の暗さや否定的なものの考え方、否定語を口にすることなどがその症状をさらに悪くする原因のひとつになっているのです。

A10神経群はドーパミンという神経伝達ホルモンを分泌しますが、パーキンソン病の症状は、このドーパミンの減少によって引き起こされています。ドーパミンは明るく前向きな考えや行動を取っているときによく分泌されることがわかっており、これが不足するということは、ネガティブな性格が発症にも関係してくるのです。

遺伝によるパーキンソン病でも、家庭内で他人の悪口のような否定的な発言が多く、親も子どももドーパミンの分泌が減ってしまっているというケースも見られます。

ドーパミンの分泌を促すには、ネガティブな発言を封印し、何ごとも前向きに考え、「おもしろそうだね」「楽しそうだね」「すてきだね」といった**ポジティブな言葉をどんどん使って気分を明るくすること**が必要です。

こうした習慣は脳機能の低下を防ぐだけでなく、「夢中になってすごい才能を発揮する」状態をつくって脳機能を今以上に高めていくことにもつながります。

もちろん、「何ごとにも明るく、前向きに」と聞くと、「そう言われても……」と戸惑う方もいるでしょう。苦手なことと向き合うとき、嫌な仕事をしなくてはならないときなどは、どうしてもネガティブな思考にとらわれがちになるものです。「嫌なものは嫌」「苦手なものは、前向きに取り組もうと思っても気持ちがついていかない」というのは、誰しも感じることだと思います。

では、ポジティブになるのが難しい場合はどうすればよいのでしょうか?

嫌なこと、苦手なことがある場合に、「我慢しろ」「克服するよう努力しなさい」と厳しく指導された経験がある方は多いと思いますが、じつは、このような方法ではポジティブになることはできません。

大事なのは、「できること、親しめることから少しずつ始めて成功体験を積む」というステップを取り入れることです。

たとえば算数が苦手なお子さんがいて「勉強しなさい!」といくら言っても「嫌

だ」「だってわからないんだもん」などと否定的な反応を示しているとします。このような場合、解けない問題を与えてはいけません。

まずは必ず解けるレベルの問題をやらせ、何度も「解けた！」という体験を積ませて「すごいね、できたね」とほめ続けるのです。

脳は「わかった」「できた」という喜びを感じ、**達成感を味わうとグングン力を発揮**します。

まず成功体験を積んでポジティブな思考を持てるようになり、脳の機能が十分に発揮できる状態に持っていけば、いずれは今までできなかった問題にチャレンジしてクリアすることもできるはず。こうなればしめたものです。

「達成感を味わってポジティブになり、脳の機能を引き出すことでさらに次のレベルで達成感を味わって……」という好循環が生まれるでしょう。

つまり、これがネガティブ思考から離脱するコツだと言えます。

達成感は、脳にとって非常に大きなごほうびです。ハードルを下げて小さな階段を上り、その都度「できた」「うれしい」という気持ちを味わえるように工夫すると、脳は機能を十分に発揮し続けてくれます。

「若いころのように身軽に動けなくなってきたから、スポーツに挑戦するなんて無理だ」

もし、あなたがこんなふうにネガティブに考えてしまっているとしたら、どうすればいいでしょうか?

無理は絶対に禁物です。必ず、**「これならできるだろう」というレベルから始めるのがコツ**です。

たとえば、「いつもより遠くまで歩く」ことから始めてみるのです。

「昨日より遠くまで歩いた」という体験を重ねたら、今度は、「体のバランスに注意して、疲れない歩き方を」、その次は「少し走ってみよう」……といったようにステップアップしていけばいいでしょう。

最初から無理をせず、「まだまだできる」「大丈夫!」「次は誰よりも美しい歩き方をする」と少しずつ成功体験を重ねながら、レベルを高めていくと、自然にポジティブな気持ちが持てるようになります。

もうひとつ、ネガティブな思考に陥りやすい方にアドバイスがあります。それは、**「ときには後ろ向きになる日があってもいい」**ということです。

脳にとっては「いつも明るく、前向きに」なるのが大変よいのですが、生きていれば「今日は気分が乗らない」「嫌なことがあって落ち込んでしまった」という日があって当然です。

それに、「前向きにならなくては」と自分を追い詰めては本末転倒でしょう。つねに完璧であろうとする必要はありません。

大事なのは、ネガティブな思考にずるずる引きずられない工夫をすることです。

私自身、「気分が乗らないな」などと思ったら「今日の私は50％の力しか出せません」というように周りに宣言してしまいます。

たとえば、「今日1日はダメです」と**期限を切ること、肩肘張らずに気持ちをラクにするのがポイント**です。

脳が衰える習慣❹
人づき合いより、「ひとり時間が好き」

定年退職後、周囲とコミュニケーションを取る機会が激減し、急速に老け込んでしまう方は少なくありません。

みなさんの周りにも、「現役時代は人が寄ってきたけれど、仕事を辞めたら誰からも声をかけられなくなった」という人がいませんか？

職場でよい人間関係を築けていないと、仕事上の関係がなくなったとたん、人から相手にされなくなる、といったことが起こりがちです。

また、現役時代に仕事ばかりで地域社会との関わりや古くからの人間関係を大事にしてこなかった人は、会社に行かなくなると、社会とのつながりが希薄になってしまいがちです。

このような場面で「今さら新しい人間関係をつくるのは面倒だ」と考え、引きこもってしまうのは、脳にとって大変危険なことです。

「ひとりでのんびりできればいい」などと開き直って人づき合いを避けていると、脳の機能はどんどん衰えていきます。

リタイア後に認知症にかかる人の多くは、**「人と接する機会がきわめて少ない」という共通点**があります。これは周囲とのコミュニケーションが減り、脳への情報のインプットが少なくなることが一因だと考えられます。

知的交流ができる相手がいたり、共通の趣味を持つ仲間との楽しい会話があったりする生活なら、脳は他者と同期発火する機会が増え、理解力や思考力、記憶力なども高まります。

逆に言えば、**他者と同期発火する機会がない生活では、脳の機能は衰えていくばかり**です。

また、同質な人とだけコミュニケーションを取る生活というのも、避けたいところです。

特に、定年退職をした人の場合、リタイア後はどうしても同世代や同性の知り合いとばかり行動をともにしてしまいがちです。会社で働いていたときには「部下」や「異性の同僚」が近くにいた人も、退職すればなかなかそういった人々と接する機会が持てなくなってしまいます。外に出る機会が減れば、新しい人間関係も生まれにくいでしょう。

しかし、**年を重ねてから若者とコミュニケーションすることは脳にとって重要**です。異分野に挑戦する場合と同様、自分とは異なる考え方に触れることで、新しい発想が生まれやすくなるのです。

また、年長者は、自分が得てきた知識や経験を次の世代に伝えていくという使命があります。世代間の交流をはかることは、本人にとってはもちろん、社会全体にとっても貴重なことです。

リタイア後も周囲の人々と活発にコミュニケーションを取り、脳の老化を防ぐには、会話力を高めることを心がける必要があります。

高齢になると、経験や知識が豊富な分だけ自尊心も強くなり、**自分と異なる意見を認めることに抵抗を感じてしまう方も多い**ようです。

また、ついつい自分の「言いたいこと」を優先してしまい、相手が「聞きたいこと」や「楽しめること」は何なのかという視点を忘れてしまうケースもあります。

しかし、他者と同期発火して考えや気持ち、こころを通わせ合うためには、独りよがりなコミュニケーションはやめなくてはなりません。自分とは違う意見であっても、丁寧に耳を傾けて「一理ある」と認める力をつけましょう。

また、人を惹《ひ》きつける話題を提供しているかどうかを意識することも大切です。「聞き手がどう感じるか」、**相手の立場に立って考えるクセをつける**ことが、コミュニケーションを円滑にし、脳をイキイキさせるコツと言えるでしょう。

脳が衰える習慣❺

仕事以外の「目標」がない

ある程度の年齢に達すると、「人生でやりたいことはもうやりきった」「現役時代に仕事をがんばったから、余生はのんびり暮らせればいい」というように考える方もいるでしょう。

しかし、この**「余生をのんびり」は、脳にとって喜ばしいことではありません**。それどころか、じつは、脳の機能がうまく働かなくなるおそれがあるため、注意が必要です。

脳をしっかり働かせ、機能を維持・向上させていくには、**「目標を持つ」ことがきわめて重要**です。

なぜ目標を持つことが脳にとって重要なのかと言うと、**脳は、「何をすればいいか」が具体的にならないと力を発揮できない**からです。

会社で仕事をしている方であれば、「納期までにこの仕事を仕上げよう」「期末に向けてあと1000万円の売り上げをあげよう」というように、日々の会社生活の中で自然に目標を持つことができます。これは、脳の力を引き出して機能させる機会を得ているということです。

ところが現役を引退した方の場合、漫然と日々を過ごしていると、目標を持ってものごとに取り組む場面はどんどん少なくなってしまいます。「余生をのんびり」と考えていれば、「期限を決めて目標達成に向けてがんばる」という脳にとって大事な機会がめったに得られないのではないでしょうか。

脳がしっかり機能する場面をつくって老化を防ぐには、生活の中で意識的に目標を立てることが必要でしょう。

もっとも、目標といってもそう難しく考える必要はありません。

「最近、食べすぎてお腹回りが太くなってきたなぁ」という人なら、「半年でウエストを5センチ細くしよう」などと決めて運動し、ダイエットに励むのもいいと思います。あるいは、「家族に1日1食は必ず手づくりのおいしい食事を用意する」と決めて取り組むというのもいいかもしれません。

できるだけ**「達成しやすく、自信をつけられる目標」のほうがいい**でしょう。難しい目標を立ててしまうと、やる前から「無理だ」と考えてしまい、脳が機能してくれなくなるからです。

自己報酬神経群は、自信を生む成功体験を重ねると、「次に達成するとまたあのうれしさを味わえる」ことを覚えます。目標をくり返し達成することが自己報酬神経群を鍛え、脳はより力を発揮できるようになっていくのです。

目標を持って生活し、小さな成功体験を楽しむようにしていけば、いくつになっても脳を鍛えていくことができます。目標を決めたら、脳が「何をがんばればいいか」をつねに意識できるように紙に書いて壁にはっておくことをおすすめします。

脳が衰える習慣❻

すぐに「損得」を考えてしまう

年を重ねた人は人生の経験値が高く、若者に比べて「賢い判断」が得意な傾向があると言えます。

「この仕事を効率よく終わらせるにはどうすればいいか」

「無駄な時間を使わずに問題を解決する方法は？」

「よりコストが低いお得なやり方はないか」――

こうした効率重視の考え方が習慣になっている人はたくさんいるはずです。

ところが、脳の力を十分に発揮するという観点からすると、**「損得を考える」のはあまりほめられないやり方**です。

何かに取り組むとき、「これは損か得か」の考えを持ち込むと、「得するからがんばろう」「損するからがんばらない」というように力の入れ方を調節することになります。

ひとたび「がんばらなくていいや」と考えれば、脳が高いパフォーマンスを発揮することは絶対にできません。これは、自己報酬神経群が「自分がやると決め、その目標を達成しようとする」ときに働くものだからです。

「損得を考えず、手を抜かず、全力投球する」——。

脳が最大限に力を発揮するためには、この姿勢が非常に大切なのです。

私はこれまで、オリンピック選手など、たくさんの超一流スポーツ選手たちに「勝負脳」の使い方を指導してきました。**「勝負脳」とは勝負に勝つための脳の使い方**です。

彼らと話をして感じるのは、本当に強い選手は、どんなときも手を抜かないものだということです。

北京オリンピックで金メダルを取った水泳の北島康介選手は、まさに「損得抜きに全力投球する」習慣を持っていました。練習であっても、北島選手はいつも全力を尽くして泳ぎます。**「最後は流そう」などとはけっして考えない**のです。

ロンドンオリンピックで金メダルを取った体操の内村航平選手も同様です。内村選手は、練習のときから本番と同様の技を取り入れることで知られています。普通の選手なら、練習と本番は分けて考え、練習のときは難しい技をやらずに調整だけするものでしょう。

しかし、**内村選手は練習でも本番でもいつも全力投球**です。つねに最高の美しい演技を求める姿に、「損得」の考えは一切見られません。

脳の思考力を十分に発揮するためには、同じことを何度もくり返し考える習慣を身につける必要があります。これも、「効率よく、短時間で」とはまっ

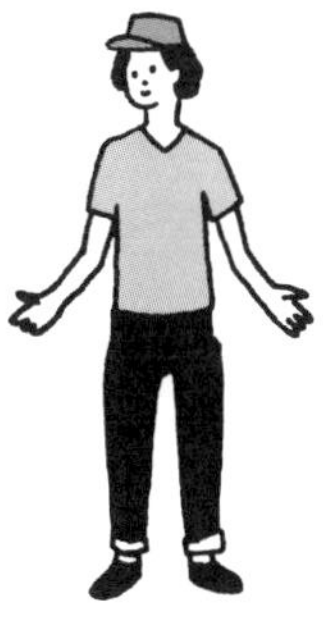

たく逆の考え方と言えるでしょう。

私は、これを「**必要無駄**」と呼んでいます。「無駄なものは何でも省いたほうがよい」」と考える方は多いと思いますが、世の中には**「必要な無駄、省いてはいけない無駄」がある**のです。

先に説明した「ダイナミック・センターコア」のしくみからは、**人間の思考が何度もくり返し考えることで深まる**ことがわかっています。

すばらしい考えや斬新な発想、新たなアイデアを生むには、「効率」にとらわれることなく、何度も何度も考え、緻密に理論を詰めていくことが必要だということを忘れないようにしましょう。

この章では、脳にとって悪い習慣を説明してきました。読者のみなさんの中には、該当する項目がいくつもあって、気分的に落ち込んでしまった方もいるかもしれません。

今は、それでいいのです！

これまで説明してきた6つの悪習慣のうち、ひとつでも2つでも克服すれば、確実に脳の老化を食い止めることができるのですから。

脳は絶対にウソをつきません。

この章で見てきた「脳が老ける習慣」をすべてやめれば、みなさんは脳の機能衰退を防ぐことができ、さらに進化させていくことも十分に可能になります。

これまでの思い込みや常識をくつがえすことによって、年を重ねてなお脳機能を高めることは実現できるのです。

問題は、「年を取って、今さらがんばってもどうにもならない」などと考え、何ごとにもやる気が持てなくなってしまうことにあるのです。

ひとたびこのような考えにとらわれれば、脳は本能的に老化思考が正しいのだと統一・一貫性の本能を働かせ、せっかくの脳の力はいつの間にか衰退してしまうでしょう。

高齢になると「もう人生は下り坂」と思いがちですが、このような思いを持つことは自体が脳によくないということを理解し、**「人生を上り詰めて終える、人生の終わり方にこだわる」**ようにしたいものです。

chapter 3

今日から始める「脳が進化する」習慣

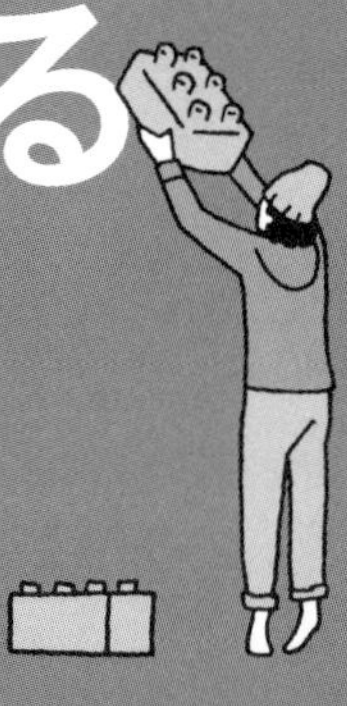

脳神経細胞の「老化を防ぐ」私の食事法

脳の若さを保つには、大きく分けて2つの方法があります。ひとつは、「脳神経細胞の老化を防ぐ」生活習慣を身につけることで、もうひとつは、脳が持っている力を存分に発揮するための行動や考え方をすることです。

これから、私自身も実践している、「**脳神経細胞の老化を防ぐための食事の取り方、体の使い方**」を紹介します。

誰でも簡単に日々の生活に取り入れられ、今すぐにでも始められるものばかりです。ぜひ、ワクワクした気持ちで、実践してみてください。

❶「芽が出る食材」を積極的に取ろう

脳神経細胞の老化を防ぐには、まず、食材の中でも「老化防止物質」を豊富に含んだものを意識的に取るようにしましょう。

老化防止物質とは、言い換えれば「**抗酸化作用を持つ成分**」です。

人間の体内には、強い酸化作用を持つ「活性酸素」が存在します。活性酸素とは、ほかのものと容易にくっついて組織を破壊する物質で、細胞を破壊して老化を促進してしまいます。

老化を防ぐには、できるだけ活性酸素の酸化作用を抑えなくてはなりません。そのためには、食事で抗酸化作用を持った成分を取ることが有効なのです。

抗酸化作用を持つ成分には、ビタミンEやリコピン、ポリフェノールなどがあげられます。

ビタミンEを上手に摂取するためには、かいわれ大根やもやし、アルファルファなどの**「スプラウト」と呼ばれる発芽野菜がおすすめ**です。

芽が出るということは、そこに成長するための物質（＝ビタミンE）があるということ。

「芽が出る食べものは、老化防止にいい」と覚えてください。

リコピンはカロテンの一種で、赤い色の野菜に多く含まれています。特に、トマトはおすすめです。積極的に食べるようにしましょう。

ブルーベリー、クランベリー、ブラックベリーなど「ベリー」と名前がついている果物には、ポリフェノールがたくさん含まれています。

ベリーがつく果物を目にしたら、「これは老化を防いでくれるんだな」と思って間違いありません。

最近は、冷凍されたベリー類がスーパーなどで容易に手に入りますし、ジャムなどもよく売られています。手軽に日々の食事に組み込めるでしょう。

❷ 主食は「胚芽米」「蕎麦」「胚芽うどん」がいい

せっかくですから、主食でもできるだけ「芽が出る食べもの」を取りたいところです。米は、白米から「**胚芽米**」に変えることをおすすめします。

胚芽米とは、玄米を精白する際に胚芽を残したもので、高い栄養価を持ちながら白米のように食べやすく、消化もされやすいという特徴があります。

「玄米はおいしくないから嫌だ」という方でも、胚芽米なら違和感なく食事に取り入れられるでしょう。

また、「**蕎麦**《そば》」もおすすめしたい食材のひとつです。蕎麦はもともと実をまるごと使ってつくられていますから、「芽が出る食べもの」を手軽に取れるという点で大変すぐれた食材だと言えます。

このほか、小麦胚芽を含んだ「**胚芽うどん**」もあります。老化防止という点では、精製された小麦でつくったうどんより胚芽うどんのほうが好ましいでしょう。

❸「水出しのお茶」で、上手に水分補給をしよう

もうひとつ、ぜひ積極的に取りたいのが、**「テアニン」**という成分です。

テアニンはアミノ酸の一種で、**脳神経細胞の若返りや脳機能の活性化に効果があると言われています。**

お茶にたくさん含まれていることが知られており、公衆衛生学の分野でも、お茶の摂取量が多い静岡県は認知症になる人が少なく長命という統計があるのです。

テアニンは普通の緑茶でも取ることができますが、特に茎の部分に多く含まれているので、茎茶を飲むのがおすすめです。

また、玉露にもテアニンが多いことが知られています。

テアニンは、もともとお茶の根でつくられて葉のほうに移っていくのですが、光が当たると渋味成分であるカテキンに変化します。ですから、光が当たりにくい茎

の部分や、被覆《ひふく》栽培される玉露は、テアニンの含有量が多いのです。

お茶のほんのりとした甘みはテアニンによるもので、「**甘みがあっておいしいお茶**」とはテアニンを多く含むお茶のことだと言ってもいいでしょう。

お茶の渋味のもとであるカテキンは80度以上で抽出《ちゅうしゅつ》されますが、テアニンは低い温度でもよく出ます。ですから、茎茶や玉露を水出しにすると、テアニンのほんのりとした甘みが感じられる飲みやすいお茶をいれることができます。

水出し茶は、テアニンを手軽に摂取できるおすすめの飲み方です。茶葉を水に入れて冷蔵庫で一晩寝かせるだけでまとめて簡単につくれますし、温かいお茶を飲みたいときは、水出ししたものを温めればOKです。

私自身も、水出し茶を飲むことを習慣にしています。

私はプロスポーツ選手に脳や体の使い方についてアドバイスを行なうことが多いのですが、プロゴルファーの方には水出し茶を持ち歩いて疲れたときなどに飲むようアドバイスしています。

みなさんもぜひ、水分補給に水出し茶を飲む習慣を取り入れてみてください。

なお、**健康維持には水分補給が非常に大切**であることも覚えておいてください。年を取ると「トイレが近くなるから……」と水分を控える方が少なくありませんが、水分は体のすべてのバランスを取るために必要なものです。高齢者が熱中症で倒れるケースは脱水から引き起こされることも多いので、夏は特に意識して水分を取るようにしなくてはなりません。

水出し茶を飲む習慣は、老化防止物質を効果的に取れるだけでなく、意識的に水分を補給する機会を増やすという意味でもおすすめなのです。

❹「腹八分目」を心がけよう！

年を重ねるとどうしても運動量が減っていきます。そのため、食べる量を意識的に減らさないと**老化につながる血糖値が高くなり、太ってしまいがち**です。適度な運動と腹八分目が大切なのです。

動物実験では、体重管理をしっかりするほど長生きし、過食では短命になることがわかっています。

また、世界各地で長生きの人が多い地区を調べると、肥満の人が少ない傾向があることも事実です。健康を維持するには、「腹八分目」を心がけたいものです。

「腹八分目」が大切なのは、食べすぎると腸に血液が集まって脳の血流が落ちることも理由のひとつです。

「お腹いっぱい食べたら、頭がぼうっとして眠くなった」という経験は誰しもお持ちでしょう。これは、脳にあまり血が行き渡らないために起こる現象で、眠くなるのは食べすぎのサインとも言えます。

脳をしっかり働かせるためには、食べすぎは厳禁なのです。

❺「まごはやさしい」——頭にいい食べもの

脳の老化防止は、健康な体があってこそです。先に老化防止物質に着目し、脳機能とからめて積極的に取りたい食べものをご紹介しました。

年を重ねながらさらに頭をよくしていくためには、食事に関してもう2つの工夫が必要です。

1、「バランスのよい食生活」を送る
2、長寿遺伝子（サーチュイン）を活性化させる

バランスのよい食事を取る方法として食品研究家の吉村裕之先生が非常に覚えやすい合言葉「**まごは（わ）やさしい**」を考案されました。私も吉村先生にまったく同感なので、その内容をここで紹介します。

●**ま**……大豆やあずきなどの「豆類」。豆腐や納豆などを食卓に載せるよう意識しましょう。豆類は高タンパクで、食物繊維やビタミンも豊富に含まれています。

●**ご**……「ごま」やナッツ類など。これらの食材は、抗酸化成分であるビタミンEが豊富です。

●**は(わ)**……「わかめ」や昆布、海苔《のり》などの海草類。ビタミン、ミネラル、カルシウムが豊富に含まれています。

●**や**……「野菜類」。ニンジンなどの根菜類やキャベツのような淡色野菜、ほうれんそう、ピーマンといった緑黄色野菜など、さまざまな野菜を食べることで、カロテンやビタミンC、食物繊維などを取ることができます。

●**さ**……「魚」。良質なタンパク質が取れるのはもちろん、サンマ、マグロ、イワシ、サバなどの青魚には「DHA（ドコサヘキサエン酸）」など脳によい成分が多いので、積極的に食べたいところです。

●**し**……「しいたけ」やしめじ、えのき等のきのこ類。食物繊維やビタミンを多く含みます。

●**い**……「いも類」。ジャガイモやサツマイモは、炭水化物、食物繊維、ビタミンCが豊富です。

肉はここには入っていませんが、健康維持のためには肉類もある程度は取ったほうがいいでしょう。

特に、豚肉はビタミンBが豊富ですから、脳の働きを活発にし、疲労回復効果も期待できます。青魚とあわせて、意識的に食べたいタンパク源です。

さらに、脳の老化を防ぐためには、これらの食べものをどのように摂取すると長寿遺伝子（サーチュイン）が活性化されるかまで知っておきたいところです。

ここでは、誰でも実行できる方法を紹介します。

サーチュインは、もともと老化を早める活性酸素を抑え、記憶力を高める遺伝子として発見されたものです。その活性化をはかる方法とは、カロリー制限です。

先ほど、脳をしっかり働かせるためには腹八分目を心がけたいと述べましたが、**サーチュインを活性化するためには、腹七分目（30％制限）が理想**です。ぜひ、覚えておいてください。

「脳の力を引き出す」体の使い方――空間認知能

続いて、脳の老化を防ぐ「体の使い方」を見ていきましょう。

普段の姿勢やものの見方、耳から入ってくる情報への意識の向け方などを**ほんの少し変えるだけで、脳を鍛え、脳の力をグングン引き出すことができる**のです。

「脳梗塞の患者さんでも、麻痺した手足のリハビリテーションを続けていると、麻痺が回復するだけでなく、頭の働きがよくなった」

読者のみなさんの中には、このような話を聞いたことがある人もいるでしょう。

この話には、科学的な根拠があります。

手足を一生懸命動かしていると、その筋肉で「神経成長ホルモン」がつくられます。それが、手足の末梢《まっしょう》神経から脊髄《せきずい》に運ばれ、やがて脳に運ばれます（図5）。

ですから、いつまでも若々しい脳を保ちたいと思ったら、**年を取っても運動を続け、体を動かすことが、一般に考えられている以上に大切**です。

ただ、漫然と体を動かせばよいというわけではありません。

２つの大切なポイントがあります。

①「正しい姿勢」と「水平目線」を身につける

②「正しい歩き方」と「体のバランス支点」を意識する

スポーツはこの２つの条件をそろえているので、脳をいつまでも若くする方法としておすすめなのです。

図５　運動するとなぜ脳が若くなる？

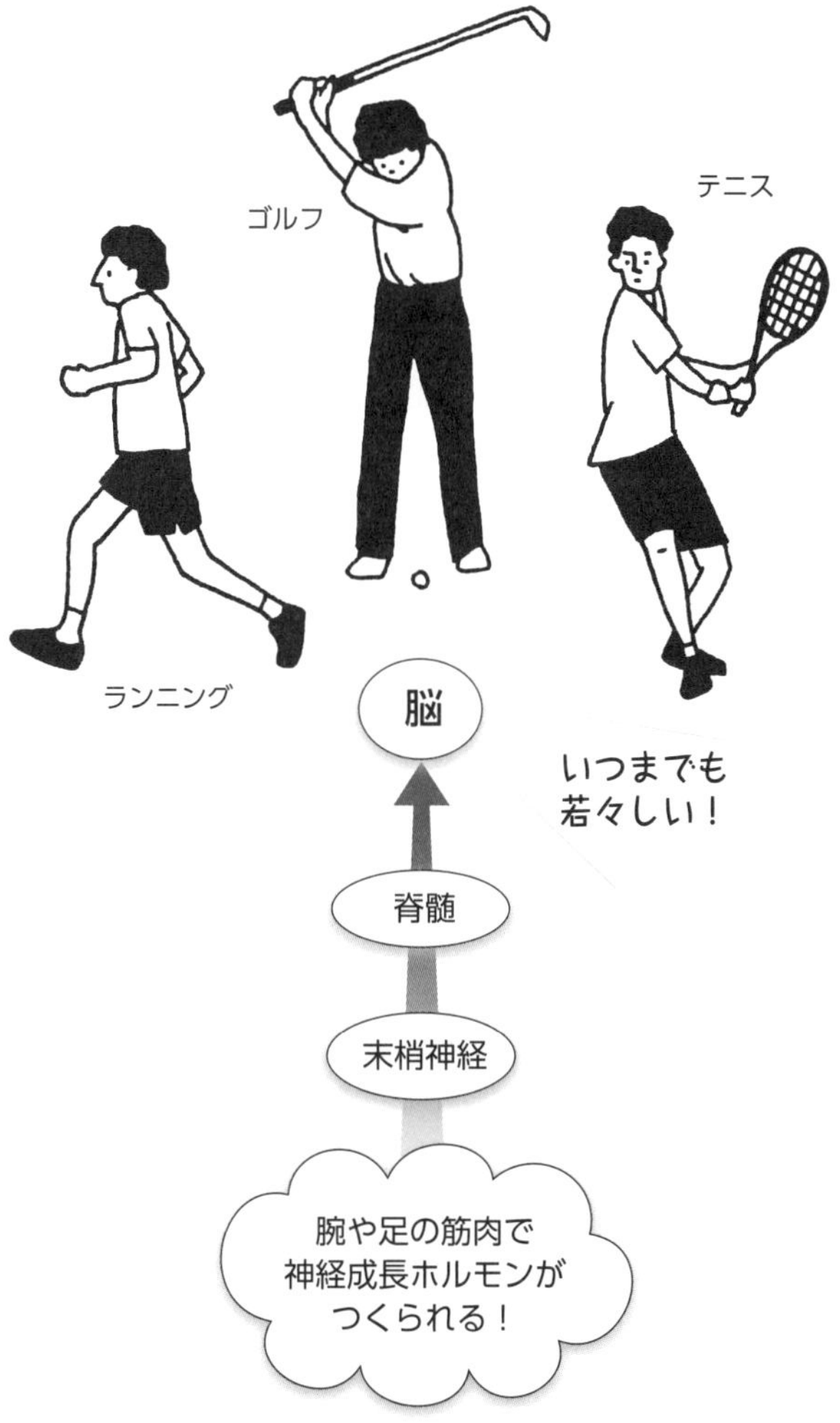

❶「正しい姿勢」と「水平目線」を身につける

それでは、運動によって「正しい姿勢」と「水平目線」を身につけ、脳の「空間《くうかん》認知能《にんちのう》」を鍛えることで、脳の働きをよくする話から始めます。

脳には、**空間の中でものの位置や形などを認識する「空間認知能」**という働きがあります。

ものを見て絵を描いたり、本を読んでイメージを膨らませたり、体のバランスを取って動いたりする場面では、この空間認知能が重要な役割を担っています。

「明日の10時」と聞いて、翌日10時までの時間の長さをイメージできるのも空間認知能の働きです。

空間認知能は、空間認知中枢が機能を担うほか、言語中枢や海馬回にもその機能を持った細胞があります。脳のあちこちで機能しているのは、それだけ空間認知能が脳にとって大事だということです。

実際、ものごとの認識や判断、思考、記憶など脳が機能するさまざまな場面でその働きが必要とされています。

ものごとの手順を考える場面などでは、特に必要とされるので、空間認知能が低いと、「何をやっても要領が悪い人」ということになってしまうでしょう。

認識や判断を間違ったり、思考が働かなかったり、記憶がうまくできなかったりするのです。

また、空間認知中枢の隣には数字を処理する中枢があり、空間認知能が低い人は、数字も苦手な傾向があります。

体を動かすときは周囲のものの位置や自分の体のバランスを把握してコントロールしなくてはなりませんが、このような場面でも重要な役割を果たしています。空間認知能が低い人は、なんと運動も苦手ということになります。

つまり、**脳の機能を十分に引き出すためには、空間認知能を鍛えることが大変重要**なのです。

空間認知能を鍛えるには、**まず姿勢を正しくすることが重要**です。

年を重ねていくと、どうしても足腰が弱くなっていきます。腰や膝の痛みが、姿勢そのものを悪くしてしまうのです。

姿勢が悪くなると体のバランスが崩れ、目線が傾きます。すると左右の目で見たものを、脳の中で違った視覚情報としてすり合わせる必要が出てきます。

こうして、空間認知能が働きにくくなってしまうのです。

では、正しい姿勢とはどういう姿勢でしょうか？　ポイントは3つです。

1、目線を水平にする

2、背すじを伸ばす

3、肩の高さを左右同じにする

この姿勢を意識すれば、体をコントロールしやすくなるだけでなく、**見ているものを正確にとらえることができ、ものごとをより正しく理解できる**ようになります。

世の中で「超一流」と言われる人は、姿勢がよいもの。特に超一流のスポーツ選手は、間違いなく立ち姿も歩き方も美しいものです。

「たかが姿勢、年を取ったら少しは背筋が曲がってもしかたがない」などと考えるのは禁物です。

年を取っても脳の力を進化させるために、**まずは背筋を伸ばし、目線を水平にすることから始めましょう**。

姿勢を正しくしているつもりなのに、はたから見ると背中が曲がっていたり、体が傾いていたりする人がいます。

大丈夫です。簡単に姿勢を正す方法があります。

まず、「いつでも真上に飛び上がれる状態」を意識してみましょう。

体がゆがむのは、体の軸がズレてしまっているからです。真上に飛び上がる姿勢を意識すると、このズレを直すことができます。目線も水平になるはずです。

まず、立ったまま目をつぶり、そのまま真上に軽く飛び上がります。足が着地したとき、着地点がずれていないか確認してみましょう。

姿勢のチェックは、立っているときだけでなく、椅子に座っている状態でもできます。

椅子に座っている場合、すばやくまっすぐ立ち上がってみて、体がぶれないかたしかめてみればいいのです。

❷「正しい歩き方」「体のバランス支点」を意識する

たとえ手足の機能が衰えてきたと実感したとしても、体のバランスを保つポイントを意識し、その機能を習慣的に高めていくことが大切です。

ポイントは、**2つの体の支点――体《たい》軸《じく》可《か》動《どう》支《し》点《てん》**にあります。

ランニングのように前後に動く場合と、テニスやゴルフのスイングのように手足を左右に動かす場合の2つです。

まず、「体を前後に動かす場合の体軸可動支点」の整え方を紹介します。

図6　体のバランスを整える法

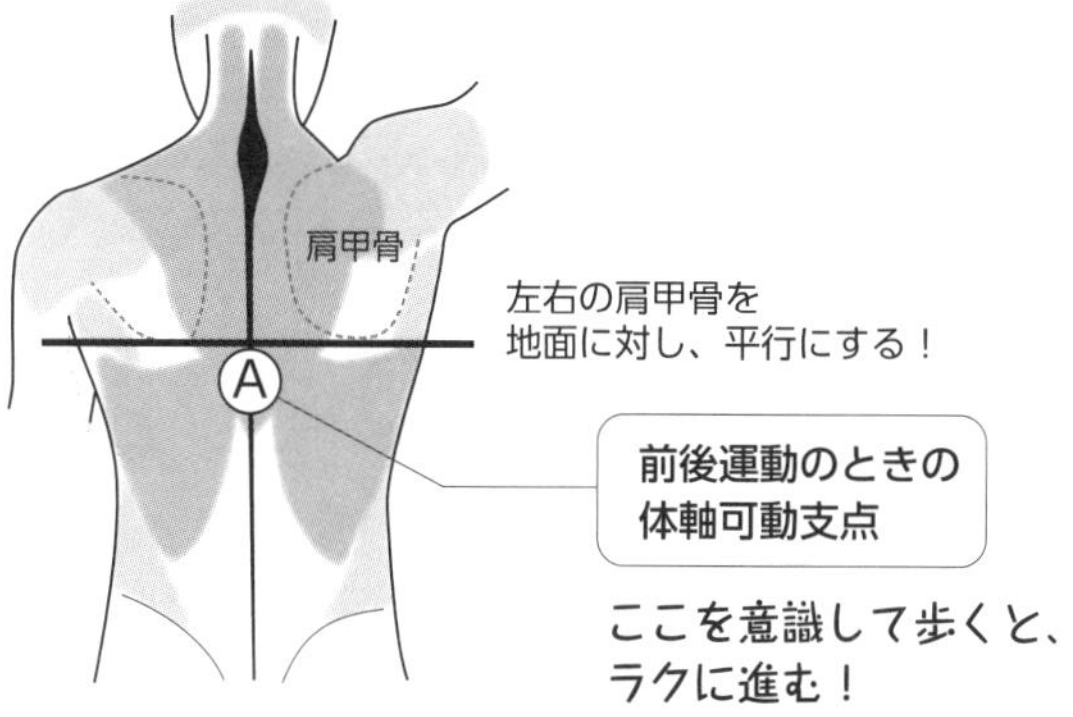

地面に対し、平行にする！

前後運動のときの

ここを意識して歩くと、
ラクに進む！

肩甲骨の位置を整える体操

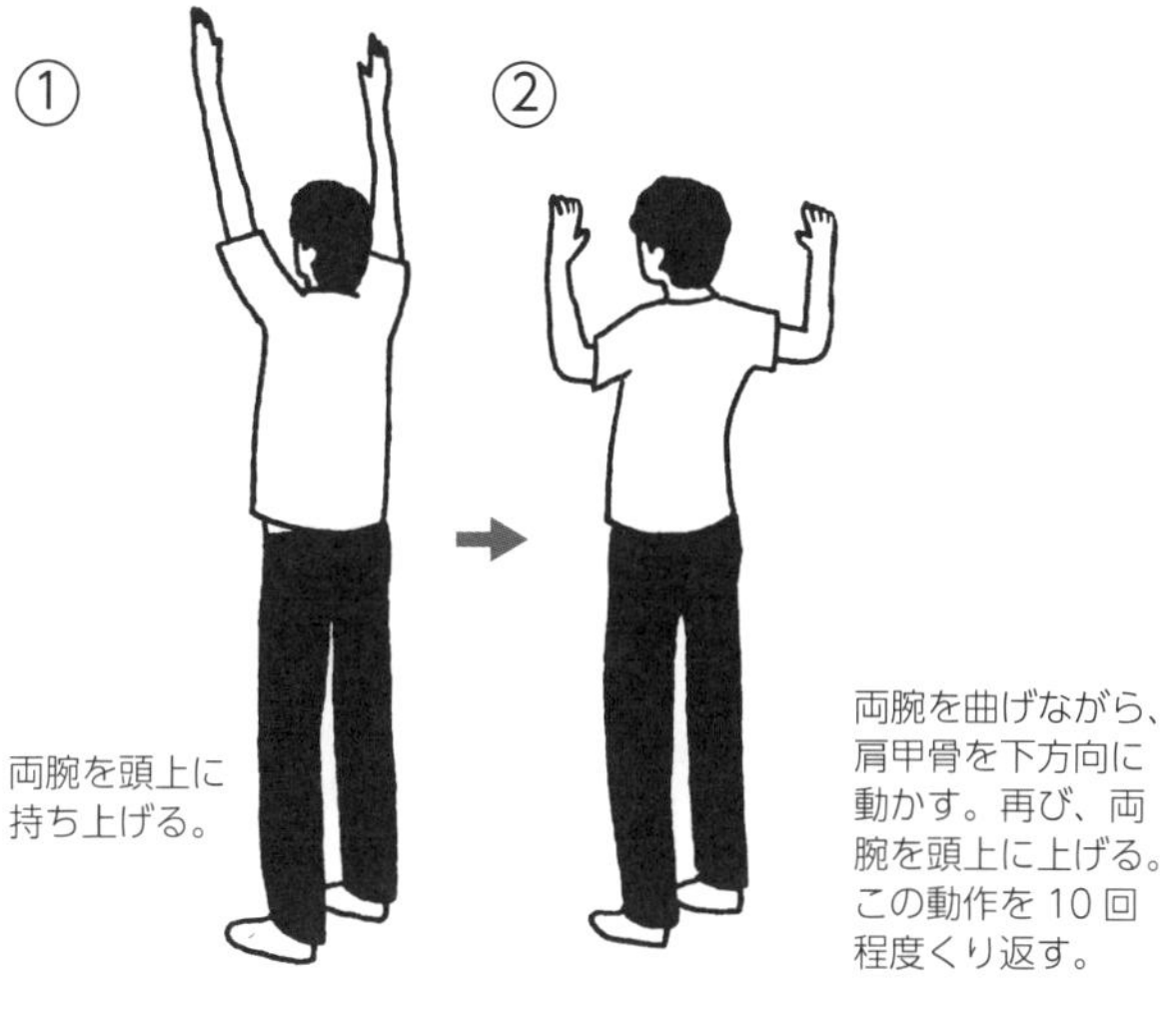
①
両腕を頭上に
持ち上げる。
②
両腕を曲げながら、
肩甲骨を下方向に
動かす。再び、両
腕を頭上に上げる。
この動作を 10 回
程度くり返す。

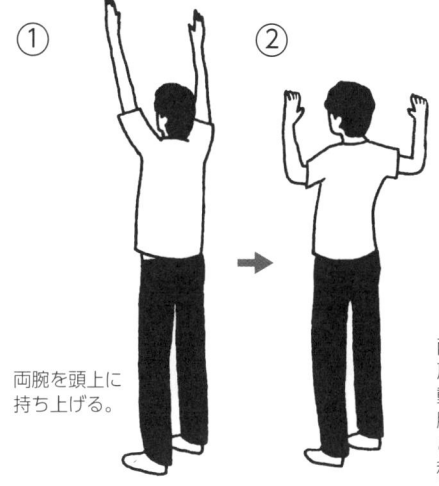

コツは、**左右の肩甲骨《けんこうこつ》を結んだ線が地面に対して平行になるようにする**こと。立ったときに傾いていないかどうか、家族や知人に見てもらいましょう。

歩くときは、肩甲骨の真ん中を意識し、体の支点になる腰の部分を平行移動させるように、腰から先に前に出すイメージで体を運びます。そのとき、ヒジを引いて歩くと体の軸が安定します。

実際にやってみると、足の力をそれほど使わなくても、**腰の部分を前へ移すだけで速く歩ける**ことがわかるでしょう。

肩甲骨が傾いてしまう人は、姿勢を整えるための体操をするとよいでしょう。両腕を頭上に持ち上げたら、ヒジを90度に曲げ、肩甲骨を上下に動かします（111ページ図6）。


次に、「手足を左右に動かす場合の体軸可動支点」について述べたいと思います。

手足を左右に動かす場合、体のどこを意識するとバランスがよいでしょうか？

一般に、背骨を中心とする体の軸に対して、手足をどのように動かすかが運動時の体のバランスを取るポイントとされています。

この考え方は、間違いではありません。しかし、人間はロボットとは違い複雑な斜めの動きをします。そのため、人間特有の体軸可動支点を意識する必要があるのです。

その場所とは、**体のあらゆる場所に血液を送り出している心臓の位置**です。

たとえば、キャッチボールをする場合、心臓を意識してボールを投げるとコントロールが定まりやすくなります。

ゴルフの場合も同じで、心臓の位置を意識しながら、クラブをテークバック（後ろにあげる）し、心臓のラインに向けてクラブを振り下ろしながらボールをヒットするようにします。

この場合、両手を絡めながらゴルフクラブを握っているので、方向性を決める右手の小指を心臓から左の脇に向けて振り上げると、体の可動支点、クラブの芯、ボールの芯を一致させるスイングが可能になります。その結果、体の揺れも少なくなり、よく伸びて行くショットが可能になります。

ここに紹介した、2つの体軸可動支点を強く意識していくと、運動に伴う体への負担が少なく、体のキレもよくなるため、**効率的に手足や体幹の筋肉から神経成長ホルモンを生み出すことが可能**となります。

これが、何歳になっても脳が若々しく働くしくみになっていくのです。

囲碁、将棋、絵画……脳をフル活用する習慣

年を取っても脳の機能をさらにレベルアップさせていくためには、神経伝達のつなぎ目であるシナプスの数を増やす**「発芽」という現象を脳に起こす**ことが重要です。

この機能的なしくみは4章で詳しく紹介しますが、ここでは「どうしたら発芽現象を起こせるか」の答えだけを紹介します。

それは、自分の頭を使って、自分独自の考えを生み出す作業をすることです。人のものまねではこの現象を生み出すことはできません。

年を重ねても楽しめる効果的な趣味を持つことをおすすめします。

たとえば、将棋や囲碁は、先の手を読むときに空間認知能をフルに使います。老後の楽しみとして将棋や囲碁を始めるのは、脳の老化防止という観点からも非常によいことだと思います。

絵を描くことも有効です。観察する対象物との距離を測ったり、拡大・縮小率を考えたり、形を正確にとらえたり、色合いを見て判断したりといった場面で空間認知能がフルに機能します。

絵を描くとものごとを正しく把握するトレーニングになるので、絵画に挑戦するのは脳にとって大変よいことだと

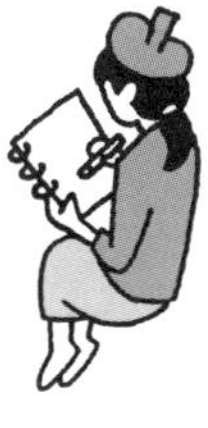

言えます。

さらに、前述したように、スポーツで体を動かすことも、空間認知能のトレーニングには最適です。

これまで運動する習慣がなかった人なら、まずはキャッチボールから始めてはいかがでしょうか？　ボールを正確な場所に向けて投げたり受け止めたりする動作は、空間の間合いをはかる訓練になります。

高齢の方であれば、仲間と楽しくやるゲートボールなども効果的です。

ゴルフをされる方なら、ボールのどこを打つとボールがどう回転するのかをイメージしながらプレイすることで空間認知能が鍛えられます。ここでも、姿勢が悪くて目線が傾いていると正しくイメージできませんから、要注意です。

空間認知能を鍛えていくと、強い風が吹いていても、風の隙間をどう打ち抜けばいいかが「見えて」きます。

見えないものを頭の中で「見る」ことができるようになるほど、緻密にイメージできる力がついてくるのです。

「聞く力」「見る力」がつくコツ

❶聞く力――モーツアルトを聴くと英会話ができる？

年を取ると耳が遠くなる方は少なくありません。

「年を取って耳が悪くなるのは当たり前」「耳の機能が衰えるのはしかたがない」。みなさんの中にも、そんなふうに思っている人がいるでしょう。

じつは、耳が遠くなる理由は、**耳そのものではなく脳のほうに問題がある**場合がほとんどです。耳がとらえた音を情報として取り入れるのは脳ですから、たとえ耳の機能に問題がなくても、脳の機能が衰えることで「聞こえにくくなった」「年のせいで耳が遠くなった」などと感じるわけです。

「最近、耳が遠くなってきたな」と思っている方は、じつは脳の機能が落ちているのではないかと疑ってみたほうがいいでしょう。

「聴力は、脳機能のバロメーター」と言ってもいいくらいです。

脳の「聞く力」の衰えは、意識的に音を聞く「耳のトレーニング」で防ぐことができます。

簡単に日常生活に取り入れられる耳のトレーニングは、テレビやラジオでニュースを聞くときに**「内容を人に説明できるようにしっかり聞こう」**と集中することです。

ニュースはなんとなくテレビで流しているだけで内容をわかったつもりになりがちですが、いざ人に説明しようとすると理解があやふやだったりするものです。これはつまり、「ちゃんと聞けていない」ということです。

漫然とものを聞く習慣は、耳の老化、ひいては脳の老化を促進してしまいますから、注意が必要です。

このほか、落語を聞くのもおすすめです。

落語は集中して聞いていないとおもしろさがなかなかわからないものですから、楽しみながら耳のトレーニングをするのにうってつけです。

CDなどで落語を耳だけで楽しんでみるのもいいでしょうし、いっそのこと共通の趣味を持つ落語仲間をつくり、落語を発表し合ってもいいかもしれません。

ちなみに、私は脳の研究のためにアメリカに渡った際、英会話力を鍛えるためにモーツアルトを聞いていました。

「英会話とモーツアルトに何の関係があるの？」

と思われるかもしれませんが、１つひとつの音を聞き分けるように意識を集中して聞くと、耳が鍛えられるのです。

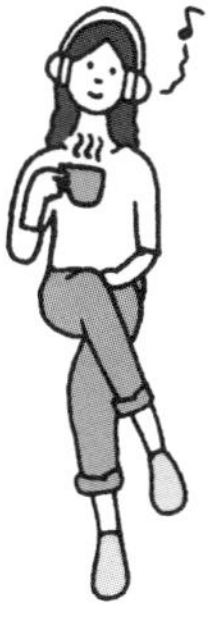

英語を聞き取れるようになるには、漫然と英語を聞いていてもダメで、**細かい発音や音の高さも聞き分けようという意識**を持ち、意味を理解しようと集中して聞かなくてはなりません。そのための「耳のトレーニング」として、私はモーツアルトを選んだわけです。

このトレーニングの効果は抜群で、短期間で一気に英会話を聞き取れるようになりました。音程を聞き分ける訓練によって、言語中枢も鍛えられたのだと思います。

耳のトレーニングに必要なのは、「しっかり理解しよう」「全部聞き分けよう」などと目標を持ち、**意識をしっかり集中して聞くこと**だと言えます。

ニュースや落語に限らず、好きな音楽やラジオドラマでもいいでしょうし、新しく語学の勉強を始め、リスニング教材を聞き込んでもいいかもしれません。

みなさんご自身が楽しみながら聞けるものを見つけて、すぐに耳のトレーニングをスタートしましょう。

❷見る力──「視線で文字をぶち抜く」読書法

耳と違い、目は疲れ目でものが見えにくくなったり、目の機能の問題で視力が落ちたりすることがあります。ですから、「視力の低下＝脳機能の低下」とまでは言えません。

しかし、目から入った映像は、網膜で受け止められた後、やはり脳が情報として処理します。つまりこれも音と同じことで、**受け止めた映像情報を「見て」いるのは脳**なのです。目を大切にし、目のトレーニングをすることは、脳機能の老化防止という点で大変重要です。

まずは、目の機能を保つ習慣を身につけましょう。

効果的なのは、眼球を速く動かしたり、近くのものと遠くのものを素早く交互に見たり、動くものを目で追いかけたりして、**目のストレッチをする**ことです。

また、目の疲れを感じた場合などは目薬でケアしたほうがいいでしょう。

脳の「見る力」をトレーニングするには、耳の場合と同様、情報を正確に得ることに意識を集中してものを見るのが効果的です。

たとえば絵画鑑賞が好きな方なら、絵の細部もよく観察するつもりでじっくり見てみましょう。

もちろん、**自分で絵を描くのもいい**と思います。細かい部分もおろそかにせず絵を描き込めば、空間認知能と脳の「見る力」の両方をトレーニングできるので、一石二鳥です。

私自身、絵を描くことが趣味のひとつで、キャンバスに向かうときにはほんの小さな点ひとつにも手を抜かないように心がけています。**楽しみながら脳の老化防止ができる**ので、みなさんにもぜひおすすめしたいと思います。

画家のパブロ・ピカソは91歳まで長生きしましたが、晩年まで精力的に作品を発表し続けたことはよく知られています。体は年を取っても、脳はずっと若いままだったのでしょう。多くの女性に深く愛され続けたのも、脳が若く、人間的な魅力が衰えなかったためではないでしょうか。

文字を読むことも、「見る力」のトレーニングになります。もちろん、漫然と読んでいてはいけません。

私は本を読むとき、一定のスピードを保ち、**文字を視線でぶち抜くつもりで文字を追う**ようにしています。

こうした意識を持って文字を読むと、認識力が高まり、内容をより深く理解できるというメリットもあるからです。

「見る力」のトレーニングという観点で言えば、読む文字は何でも構いません。漫画が好きな人は、コミックでもＯＫです。

とにかく目を意識的に使うことを大切にしてください。

ちなみに、男性と女性では脳に違いがあり、ものの見え方が異なることをみなさん、ご存じでしょうか？

女性は、近くにあるものを正確に見る力に長けています。

一方、**男性は全体的にものを見る力**に長じています。そのため、遠くまでよく見ることができますが、近くにあるものはじつはあまりよく見えていないのです。

車を上手に運転するには遠くを見るのがコツのひとつですが、女性はつい近くを見てしまいがちだということを考えると、男性より運転が苦手な方が多いこともうなずけます。

また、女性は周囲の人の髪型や体型などの変化に敏感ですが、男性はパートナーが髪を切ったり、いつもよりおしゃれな服を着たりしていても気づかないことが珍しくありません。「あなたは私に関心がないの?」と怒る女性もいるかもしれませんが、「もともと男性は近くにあるものを正しく見る力が弱いのだ」と知っていれば、無用に怒りを感じる必要はないのです。

このほか、色覚は女性のほうが鋭い傾向があります。女性なら「赤みのある青」「淡い青」「少しキラキラした青」などと区別するところを、男性は「青色は青色だ」と十把一絡《じっぱひとから》げにとらえがちです。

このような男女差を知っていると、目の鍛え方にもバリエーションが生まれます。

女性は意識的に遠くのものを見るトレーニングを、**男性は近くのものをよく観察したり色の差異を意識してものを見たりする**トレーニングをすると、文字通り「目に見える世界が変わる」ことを実感できるでしょう。

日常生活でできる「脳を使う」習慣

これまで、脳の老化を防ぐ「食生活」「体と頭の使い方」、そして、「耳や目を意識的に使って脳を鍛える方法」についてお伝えしてきました。

最後に、それら以外で、生活に簡単に取り入れられる「脳に効く習慣」をまとめて紹介しておきましょう。

❶本を「くり返し読む」と脳の機能が高まる!

定年退職して、年を重ねるごとに社会への関心が薄れ、新聞や雑誌に興味が持てなくなったりする方は少なくありません。日がな一日、テレビに向かってバラエティ番組ばかり見て、時間をつぶしている高齢者の姿は珍しくないでしょう。

しかし、「どうせ新聞なんか読んでもね……」「難しい話は、今さら自分の生活には関係ない情報だから」などと言って、**新聞や雑誌、本などを遠ざけるようになったら、脳の老化が進んでいる**と考えたほうがいいでしょう。

ものごとへの関心が薄くなることが脳機能の低下を招くことは、くり返し説明してきました。

文字を読むとは、「頭を使う習慣」の中でも最も手軽な方法です。これをやめてしまうのは、脳の老化防止の観点からいってももったいないことだと思います。

まず、新聞、雑誌、本、インターネットなどから、新鮮な情報をきちんと取り入れる生活を心がけましょう。社会への関心を高め、好奇心を持って情報収集することは、脳の機能をしっかり引き出すために重要なポイントです。

また、頭を使うシンプルな習慣として、改めて**読書のすばらしさを見直していただきたい**ところです。

読書ならいつでもどこでも手軽に情報収集できますし、ジャンルも豊富です。インターネットと比べると情報の正確性という点では読書に軍配が上がります。地域の図書館に行けば、コストをかけずにいくらでも読む本を手にできることも魅力です。

まずは、自分が興味を持てる本、感動できる本を選んで読んでみましょう。

読書する習慣が生活の一部に組み込まれたら、で

きれば「あまり得意な分野ではないもの」「今まで目を向けてこなかったジャンル」の本にも手を伸ばしてください。

頭を使う習慣という意味では、**好きなものを読むだけでも効果があります**。ただ、人間力を高め、精神的に豊かな人生を過ごそうというのでしたら、苦手なものを読み切って自分のものにしていくことも大切です。

もちろん、読書をする際も、**目線を傾けずにまっすぐ本を見る**ことを習慣にしてください。目に入る文字情報が斜めになっていると、脳がそれを補正しなくてはならず、集中力が持たなくなってしまいます。姿勢を正しく、目線を水平にして読書をすれば、読んだものをよりスムーズに正しく理解できるようになるはずです。

読書を習慣化すると言っても、次々と新しい本を読むことをすすめているわけではありません。**脳の機能を高めるには、よい本をくり返し読むことが重要**だからです。

先に説明したように、脳には「統一・一貫性」の本能があり、この本能がものごとを判断する脳機能の基盤となっています。

同じことをくり返すと「統一・一貫性」の本能が鍛えられ、脳の「ものごとの微妙な違いを判断する力」が高まるのです。そのため、同じ本をくり返し読み込むことで脳の判断力が高められ、より正確に内容を理解できるようになります。

よい本を読むことは、誰でもすぐ実践できますし、習慣化するのも簡単です。

しかし、残念なことに「**くり返し読むことの大切さ**」はあまり知られていません。効率を重視し、「同じ本を何度も読むより、1冊でも多くの本を読んでもの知りになるほうがいい」という考え方が一般的なのではないでしょうか。

本をたくさん読めば、たしかに知識は増えます。

しかし、それではなかなか脳の思考力は鍛えられません。みなさんはせっかくくり返し読むことの大切さを知ったのですから、「これぞ」と思う本に出会ったら、ぜひ、何度も何度も読み返すようにしてみてください。

❷「腸は第二の脳」——便通をよくしよう

腸というと、「食べたものの栄養を吸収するところ」と思っている人が多いと思います。

みなさんは、「**腸は第二の脳**」と言われていることをご存じでしょうか？

赤ちゃんがお母さんの胎内にいるとき、中枢神経系は腸とペアになって発達します。腸には脳からの指令なしで動く神経細胞があり、精神を安定させるホルモンとして知られるセロトニンは、腸でつくられることもわかっています。

これらが具体的に何を示しているかは、まだ多くが解明されていませんが、脳と腸に共通項が多いということは、関係性が深いと考えていいでしょう。

脳を大切にしたいなら、腸にも気を配ることです。この点、馬鹿にしてはいけないのは便通です。お腹に便をためこまないよう、トイレにこまめに行くことを心がけましょう。

便秘がちな人は、食物繊維や乳酸菌を意識的に取るようにします。

年齢を重ねると、どうしても「腸腰筋《ちょうようきん》」が弱くなります。

腸腰筋とは、股関節の曲げ伸ばしを支える筋肉です。この筋力が弱くなると、腹圧がかけられなくなってしまい、スムーズに排便できなくなります。お腹がぽっこり出てくる方もいますから注意が必要です。

腸腰筋を手軽に鍛えるためには、足を前に上げる運動が効果的です。

便通をよくすることは、脳をよく働かせることにつながります。

腸腰筋を意識的に鍛え、腸をスッキリさせることを心がけてください。腸腰筋を鍛えるとお尻が上がってスタイルも良くなりますから、一石二鳥です。

❸ 家族、友人と会話を楽しむ——「脳の疲れ」解消法

脳の老化防止のために、**脳の疲れを上手に取る方法**も知っておきましょう。

体は休めれば疲れが取れますが、脳の疲れは休めば取れるというものではありません。脳の疲労除去には、じつはA10神経群が関与しています。

ここでおさらいしておくと、A10神経群は、情報に対して「楽しい」「おもしろい」「興味がある」などと感じてレッテルをはる機能を持っているのでしたね。

脳の疲労を除去する中枢は、じつはこのA10神経群とつながっています。そのため、**脳は「楽しい」「おもしろい」などと感じると疲れが取れるしくみになっているのです。**

みなさんにも、心当たりがあるはずです。学生時代を思い出してみてください。おもしろい授業ならそんなに疲れを感じないのに、「つまらないなぁ」「早く終わればいいのに」と思いながら聞いた授業は、終わった後でどっと疲れが出たのではないでしょうか？

座って話を聞いていることに変わりなくても、「楽しい」「おもしろい」と感じるかどうかで、脳の疲れ方には差が出てしまうわけです。

脳の疲れを意識的に取り除くためには、「楽しい」「おもしろい」と感じることをするのが一番です。難しく考える必要はありません。

私は、**好きな友達や家族と楽しく会話することをおすすめしています**。

家族みんなで、楽しい会話を交わしながら日々の食卓を囲む習慣があれば、1日の脳の疲れをスッキリ取ることができるでしょう。

あるいは、自分をほめてくれる人と話して楽しい感情を味わったり、くだらない話も気兼ねなくできる友達と会って騒ぐのもときにはいいものです。

たまには、羽目をはずしましょう。

特に女性の場合、言語中枢が発達しているので、楽しい会話をすると疲労回復の効果が高いと思います。

「友達と会っておしゃべりしながら食事をするのが活力のもと」という女性は多いでしょう。これは、A10神経群が活用されて脳の疲労が取れるからなのです。

また、「頭が疲れた」と感じたときは、ちょっと手を止めて自分が好きなことを5～10分程度やるというのもおすすめです。

たとえば研究をし始めて1～2時間もすると少し疲れを感じるものですが、このようなとき、私は庭に出てゴルフの練習をします。

私の場合、たった3球打つだけで、集中力を維持したまま別の脳機能を動かし、疲れを取ることができます。もちろん、気分もスッキリします。

疲れを取るためにやることは、自分が「楽しい」「おもしろい」と思えることなら何でも構いません。ちょっと漫画を読んだり、ウェブサイトを眺めたりしてもいいでしょう。

ただし、「疲れを取るために少しだけ」という目的を忘れないようにしてください。「ついつい漫画に夢中になって、気づいたらあっという間に時間が過ぎていた」などということにならないよう、自己管理は怠らないようにしたいものです。

この章で紹介してきた生活習慣は、実践しやすいものばかりです。「いつまでもイキイキ働く脳」のベースづくりとして、あなたの日々の生活に取り入れてみてください。

chapter 4

何歳になっても「進化する脳」のしくみ

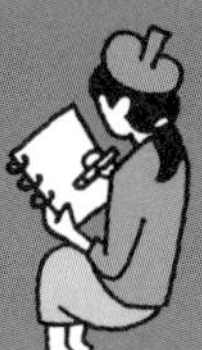

何歳になっても「気持ち」は年を取らない

年を取るにつれ、体力は低下しても、「気持ちは20代のときと変わらない」。
そう思っている方は非常に多いのではないでしょうか。

気持ちは年を取らない――。

私にとってもこのことは非常に不思議で、長い間、疑問に思っていました。
若い人が一生懸命努力しながら勝敗を競うスポーツを観戦すると、年齢にかかわらず、誰もが同じように感動し、同じように悲嘆します。

「すごい！」「ヤッタ！」といった喜びの声、あるいは「アー」といった落胆の声まで、自然に出てきます。

おもしろいテレビや映画を見た場合も同じで、誰もが息をのむような思いで見入ってしまったりします。

一見、当たり前と思えることですが、じつはその背景に、何歳になっても年を取らない「気持ち」があるからこそ起こる現象です。

人とコミュニケーションを取るときは、直接会って相手の目を見て、気持ちを込めて話をするのがベストと言われています。これも、「気持ちは年を取らない」ことと大いに関係があります。

ファックスをはじめ、インターネットを介するメール、SNSなどの出現によって、相手の顔が見えない状態で情報が早く伝わるようになりました。その影響から、相手に気持ちを込めて会話をしたり、情報を伝達したりする機会が少なくなってきています。

先日、私の友人のある社長が、「突然、若い社員から何の説明もなくメールで『会社を辞めたいと思います』と連絡が来た！　若い人の気持ちがわからん」と嘆いていました。

これは、気持ち云々の前に、社会人としての常識が完全に欠如している人の例ですからそもそも問題外です。気持ちを込めることの大切さを知っていれば、およそ、メール一本で辞表にもあたるメッセージを送りつけようなどという発想が起こるはずがないのです。

人の気持ちを生み出しているのは「自我」という本能です。自我とは、自分の存在意義を認めてほしいという本能の機能です。

「気持ちはなぜ年を取らないか」は、ここに解決の糸口がありそうです。

このことを頭の片隅に置きつつ、話を進めていくことにします。

「何歳になっても進化する脳」のしくみを知るうえで、非常に大切な話です。難しいところもありますが、何度も繰り返し読んで、理解を深めるようにしてください。

「内意識」——進化する脳の重要キーワード

医者の世界では一般に、「呼びかけに反応したか」「痛みの刺激にどれくらい早く顔をしかめたか」といったような、外からの刺激への反応によって意識の有無を判別しています。

しかし、**「外からの刺激への反応」以外に、もうひとつ意識が存在します。**

脳内に持ち込まれた刺激情報は、最初に反応する脳機能だけで「意識」の有無が決まるのではありません。その情報がさらに脳内を駆け巡ることで、感情や気持ち、考えを生み出す部位が刺激されます。

つまり、最初に反応する脳機能とはまた違った反応が起き、感情や気持ち、考えが生み出されているということです。一般に、文学、哲学の世界で言う「意識」とは、ここで生み出されるものを指して語られることが多いのです。

つまり、意識が発生するメカニズムは、一般的な医者の見方による「外からの刺激への反応」と、文学的・哲学的な見方とも言える「外から得た情報によって脳内で感情や気持ち、考えが生まれる過程」の2つが存在するということです。


私は、外からの刺激に反応する意識を「**外意識**」、必ずしも外からの刺激がなくても発生する後者の意識を「**内意識**」として、人間の意識は、外意識と内意識の二構成で成り立っているという概念を提唱してきました。

その詳細は専門的な医学の話になるので興味のある方は私の論文（Lisa 巻：2012年、19号：378-383）を参照していただくとして、ここからは、**加齢とともに変化する意識**の話を進めることにします。

年齢とともに低下してくるのは外意識のほうです。名前が出てこない、すぐ眠くなってしまう、一度にいろいろな話をされると理解できない……。

こうした現象は、外からの刺激に対応することが難しくなっていることを示しています。これに対して、自分の気持ちや考えなどの内意識を生み出すメカニズムは、年を取ってもそれほど変化しません。

つまり、年を取りながらも脳を進化させるためには、この「**内意識に関連する脳の機能をどのように高めるか**」がテーマになるということです。

ところで、脳にはさらに別の意識があります。それは、「無意識」や「潜在意識」と呼ばれるものです。

無意識と潜在意識は、外意識と内意識のどちらにも関わっており、いわば2つの意識の奥に隠された本当の意識の元になっています。

これには、ちゃんとした根拠があります。無意識も潜在意識も、脳神経細胞の自動活動にもとづく本能から生まれているのです。

難しい話になってきましたが、これから、本書のテーマである「何歳になっても進化する脳」のしくみをわかりやすく解き明かしていくことにします。

「進化する脳」にスイッチを入れる法

❶「生きたい」「知りたい」「仲間になりたい」を刺激

何度も説明してきたように、脳には、脳神経細胞に由来する「生きたい」「知りたい」「仲間になりたい」という本能があります。

この3つの本能は、脳に無意識に備わったものです。

1章でも述べましたが、人間は、「生きたい」「知りたい」という本能から科学を生み出し、「知りたい」「仲間になりたい」という本能から文化を生み出し、「生きたい」「仲間になりたい」という本能から宗教を生み出してきました。

今のような社会システムは、人間が生き続けるために「無意識に脳が生み出した産物」ということができます。

たとえば、人は誰でも、会社に入って仲間ができると、無意識のうちにその会社が好きになるものです。「どうして今の会社が好きなのですか？」と聞かれても、無意識のうちに好きになっているので、返事に困ってしまうでしょう。

ところが、志を持って入った会社でも、みんなから嫌われたり無視されたりすると、気持ちやこころがダメージを受けます。「知りたい」「仲間になりたい」という2つの本能が壊れてしまうのです。すると、「生きたい」という本能までおかしくなって、最後は自殺といった最悪の選択まで考えてしまうことになるのです。

脳の神経細胞由来の本能がひとつだけ満たされなくても、気持ちは落ち込んでしまいます。それが**2つ以上の本能が壊れる**ところまで追い詰められると、もうひとつの本能もおかしくなって、**無意識のうちに間違った行動を取る**のです。

脳神経細胞由来の「知りたい」「仲間になりたい」という本能は、コミュニケーションの力を高めるためにも大切なものとなります。

年を取りながら頭をよくしていくためには、いつでもこころを開ける仲間をつくる、いろいろな知識が得られる環境を整える、ともに楽しく生きていく相手を見つける、といったことが必要です。

こうした条件を満たしてこそ、いつまでも脳を若々しく保ち、活躍できる人になれるのです。

❷「おもしろい」「おもしろくない」を決めつけない

いよいよ、何歳になっても進化する脳のしくみについて、本題に入っていきたいと思います。

脳は、生まれた後も成長を続けながらその機能を高め、やがて大人の脳になっていきます。その過程で、考えや判断・理解する脳機能、気持ちや思い、こころといった高度の脳機能が、ダイナミック・センターコアで生まれてくるのでしたよね。

つまり、**頭の良し悪しや人間としての質は、ここでおおかた決まる**と言っても過言ではありません。

もう一度、ダイナミック・センターコアの関わりについて確認しておきましょう。

・自分を守るための「自己保存の本能」を基盤に、危機感、好き嫌いの感情、興味の有無、集中力を高めるＡ10神経群
・「統一・一貫性の本能」と同期発火によってものごとを判断・理解する前頭前野
・「自我の本能」で自分の気持ちを生み出す自己報酬神経群
・「自他共存の本能」を基盤に、誰もが納得できる考えやこころを生み出す神経回路（ワールプールのように際限なくくり返しぐるぐる回る神経回路）

「自己保存の本能」「統一・一貫性の本能」「自我の本能」「自他共存の本能」の４つの本能は、潜在意識として普段はあまり目立たない位置で機能しています。

しかし、これらの本能は、頭の良し悪しを決める判断力・集中力・自分の決意にも関わっています。このため、これらの本能が弱くなり、潜在意識が低下すると、頭の働きが悪くなってしまうのです。

逆に、**潜在意識の機能を高めれば、頭がよくなる**ということです。

それでは、これらの機能を高めると、どうして何歳になっても脳を進化させることができるのでしょうか。

年を取ってくると、無意識や潜在意識として機能している本能の間に対立が発生します。たとえば、「自分はこうやりたいと思っていることがあるのに、体が思ったように動かない」などといった場合、自我と自己保存の本能が真っ向から対立し、そこに**本能のギャップが発生する**わけです。

加齢とともに脳の神経細胞は減少するため、記憶力の低下は避けられません。しかし、問題は加齢そのものにあるのではなく、それ以外の部分にあります。

人間は自分を守るために「おもしろくない」とか「あまり役に立たない」とかい

った理由を無意識に言ってしまいがちです。こうした理由を口にしないまでも、「おもしろくない」と判断する潜在意識を持ってしまいます。

すると、おもしろくないものには脳が機能しないため、このような無意識や潜在意識は、本当に脳の判断力や理解力を低下させてしまうのです。

つまり普段、自然に口にしていることや、当たり前と思ってやっている習慣によって、無意識のうちに「**自分で自分の脳をダメにしている**」ケースが多いのです。

「自分で自分の脳をダメにしている」などと言うと、多くの方は驚かれるでしょう。

みなさんが聞いたことのない原理であり、従来の考えから大きくはずれているため、統一・一貫性の本能からしても「本当だろうか？」と思うのが普通なのです。

何ごとにも興味を持ち、仲間と楽しく過ごせる環境を整え、前向きの感情を生み出すA10神経群や、同期発火で判断する前頭葉の機能に関わる本能を活かす——。

それによって、「いつまでも若い気持ち」や「進化し続ける脳」を手にすることができるのです。

年を取っても「活躍できる人」の共通点

気持ちは、年を取ったからといって老化することはありません。

実際、世の中には、年を取ってもいつも若々しい気持ちで活躍されている方がたくさんいます。

私はこれまで、医学、科学、スポーツ、ビジネスといったさまざまな分野で、超一流と言われる方にたくさんお会いしてきました。そして、ジャンルは違えども、**超一流と言われる人には共通点がある**ことに気がつきました。

それは、つねに前向きな思考を持ち、どんな難しい状況においてもけっして「無理」とか「できない」という**否定語を口にしない、明るい性格**だということです。

年を取らない気持ちやこころのしくみの発生メカニズムを活かすと、何歳になっても考える力を進化させる方法が見えてきます。

ここからは、私自身が実践して成功を収めてきた理論と具体的な方法について述べることにします。

❶「損得抜き」で考えられる

人間の脳は、いくつもの神経核を連合させることによって成り立っています。そのため、お互いに立場の違いを認め合い、その中から最善の考えを生み出すことを基本にしています。

人間社会は人間の脳が生み出したものです。本来であれば、昨今のように競争によってビジネスを発展させて「勝ち組」「負け組」と分けるような社会ではなく、「自他共存の本能」を基盤に、誰でも受け入れられるような考えを生み出すしくみとして機能すべきものです。

経済を優先することによって生まれた競争社会は、脳が望んでいないものであると言えます。効率・成果を優先する考えは、お互いに幸せに生きたいと望みながら、人間が争いや戦争をやめられない原因になっているとも言えるでしょう。

それでは、脳がいつも妥協することを望んで機能しているかというと、そうではありません。脳は、惜しみなく損得抜きにエースをつぎ込んでくるような方法でものごとを考えるしくみになっています。

わかりやすく言えば、「**損得抜きで全力投球をする**」ということです。

これは、超一流の人たちが身につけている方法でもあり、非常に示唆に富んでいます。

脳の組織構造のうち、考える神経回路を見ると、「生きたい」「知りたい」「仲間になりたい」という神経細胞由来の本能を組み込みながら、神経伝達の回路の先に行くにしたがって、細胞の数は減っていきます（図7）。

ここで一時的に考える時間を生み出しながら、よりすぐれたエースの神経細胞を

図7 脳の不思議な機能とは？

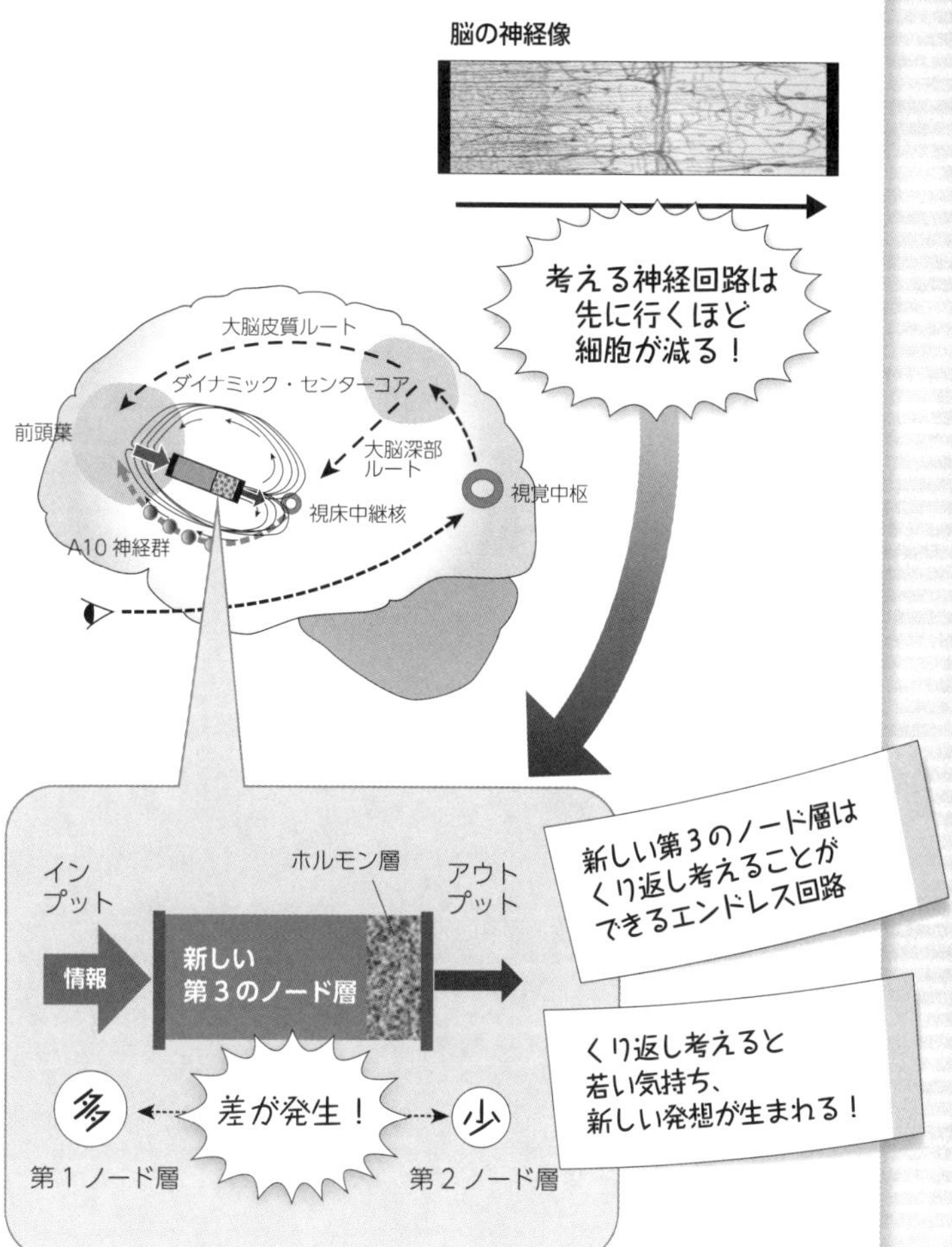
脳の神経像
考える神経回路は
先に行くほど
細胞が減る！
大脳皮質ルート
ダイナミック・センターコア
前頭葉
大脳深部
ルート
視覚中枢
視床中継核
A10 神経群
新しい第3のノード層は
くり返し考えることが
できるエンドレス回路
ホルモン層
インプット
アウトプット
情報
新しい
第3のノード層
くり返し考えると
若い気持ち、
新しい発想が生まれる！
多
差が発生！
少
第1ノード層
第2ノード層

使って考えをまとめあげるしくみになっているのです（155ページ図8）。

つまり人間の脳は、**機能の低い細胞を排除しながら、優秀細胞を中心に自分の考えを生み出す**しくみを持っているのです。

さまざまな立場や意見の違いを認めることは、効率を優先する勝ち負けの社会では難しいものです。

ただ、脳が望むのは、仲間を大切にし、お互いに違いを認め合って、その中から新しい考えを生み出し、誰もが幸せに生きることなのです。

❷「間を置いて」考えられる

本来、人間の脳には新しい考えを生み出す力が備わっています。

しかし一般には、新しい発想を生むことは大変難しいとされています。これは、統一・一貫性の本能が働くためです。

人間は、統一・一貫性の本能があるために、最初の考えから大きく離れることができません。いくら考えても、最初の考えと似たようなものしか思い浮かばないのです。まじめにひとつの課題について**考えれば考えるほど、統一・一貫性の本能が働き、似たような考えが生まれる**ことになってしまいます。

年を取って経験が豊富なはずなのに、いつも似たような話ばかりする人は、一緒にいてもおもしろくありませんよね。「もう知っているよ」「また同じ話か！」と思われてしまっては損です。

では、どのようにしてこの課題を克服し、新しい発想を生み出せばよいのでしょうか？

何歳になっても新しいアイデアを出し続ける秘策が２つあります。

1、３日以上、間を置いて考える。
2、くり返し何度も考える。

脳は、必要でない情報は「作業記憶」として3日もすると忘れてしまいます。この性質を利用し、「3日以上、間を置いて考える」と、重要な情報であっても以前の考えに影響されにくい環境をつくることができます。意識的に間を置いて考えることで、統一・一貫性の本能の影響をはずすのです。

また、前述したように、考えを生み出す神経回路は、先に行くほど神経細胞の数を減らし、セレクトされた優秀細胞でベストの考えを生み出しています。

では、使われなかった細胞はどうなるのでしょうか？

会社にたとえるなら、「機能しなかったダメなやつ」と評価し、リストラ対象にして会社の組織からはずしてしまいそうなものですよね。

ところが脳は、これらの細胞を、**最初の優秀軍団の細胞がなし得なかったことを解決する「救世主」**に仕立てるしくみを用意し、機能させています。

そのしくみは、「くり返し考える」ことによって成り立っています。**最初に使われなかった細胞が使われると、前の考えに引きずられない新しい考えを生み出す**ことができます。この構図は、スポーツにおけるチームづくりに置き換えて考えてみ

図８　新しいアイデアを生むしくみ

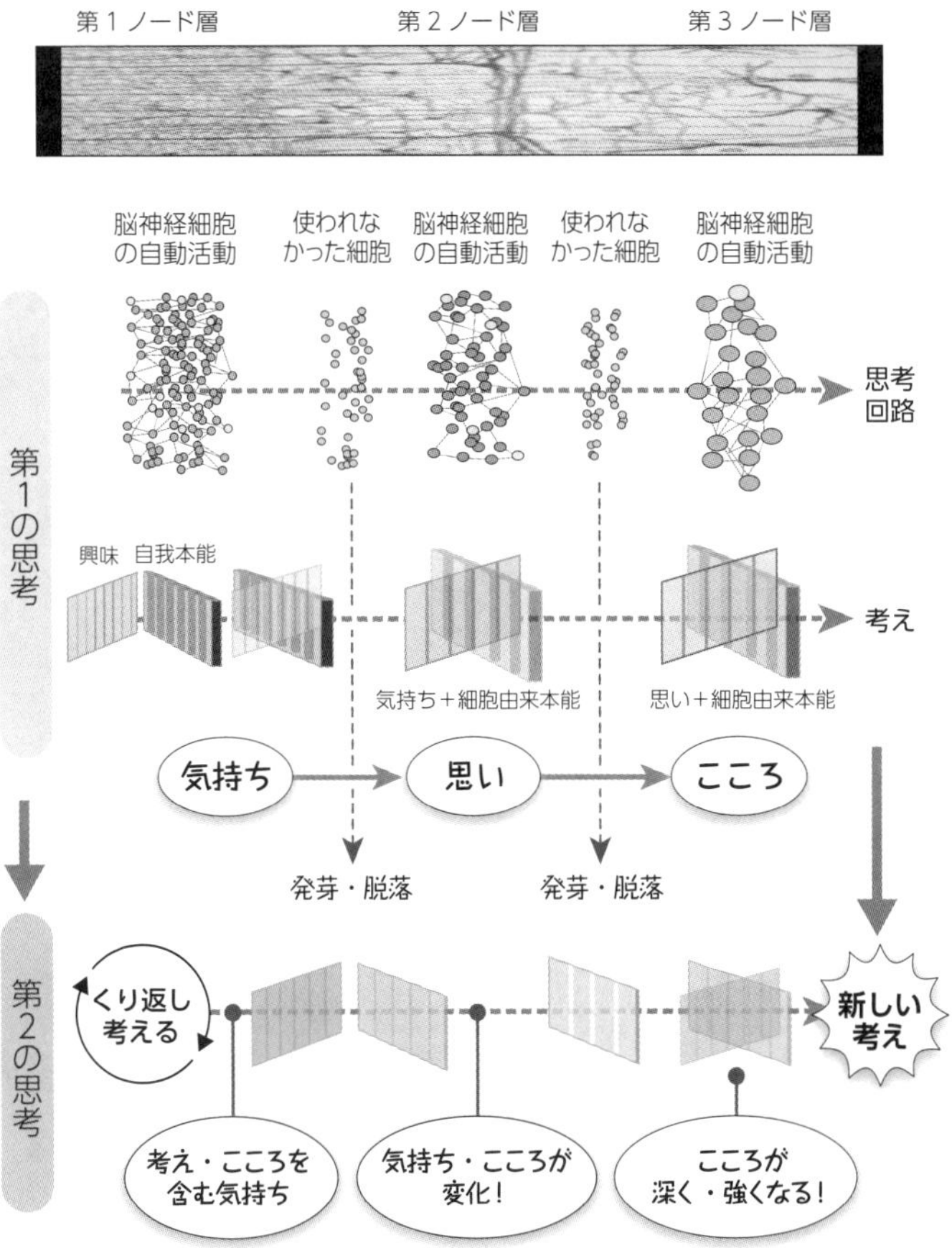

Point
最初に使われなかった細胞は、くり返し考えることによって高度な力を発揮する!!

ると非常にわかりやすくなります。

最初に対応する脳神経細胞をレギュラー組、それにもれたメンバーを二軍、補欠、ベンチ組と呼んで試合をしているとしましょう。この状況では、二軍、補欠、ベンチ組の選手は力を発揮できません。

これに対して、脳が取っている方法では全員をレギュラーとしています。はじめのレギュラーが課題を克服できなくなると、残りのメンバーがそれに変わって新しい考えで課題を克服していくのです（155ページ図8）。

以前、私が日本大学の救命救急センターを指導していたときは、この脳のしくみを組織に取り入れていました。メンバーをAチームとBチームに分け、Aチームをエースチーム、Bチームは**予備軍とは言わず「最後の切り札」と呼んでいた**のです。

このような組織にすることで、AチームとBチームのメンバーはお互いに切磋琢磨し、こころをひとつにし、最高の機能を発揮していました。

❸「くり返し」考えられる

救命救急センターでは、99％説明できることであっても、**1％の説明できないことがある場合、人の命に関わる**可能性があるととらえるのが当然でした。

ですから、たとえ全員が「これで正しい」と判断できることであっても、**説明できない残り1％の部分について、何度もくり返し検証する習慣**が自然に身についていました。

問題点を見つけるだけではなく、その具体的な解決策を明らかにすることが重要です。そのためには、生命の本質となる機能を最重視しながら、独創的なアイデアや独自の技術を開発していくことが必要となります。

独創的な考えを生み出すためには、くり返し考える方法が有効です。

このとき、脳は自己保存を除いた6つの本能を加えて独創的な考えを生み出すようにしています。

具体的には、「生きるために」「新しい知識獲得のために」「仲間のために」という3つの細胞由来の本能と、「自我の本能」「自他共存の本能」「統一・一貫性の本能」という3つの組織由来の本能です。

このような、脳の本能を使った思考原理を具体的にどのように駆使するかについては、さまざまな方法を考え出すことができます（161ページ図9）。

私自身は、年を取っても独創的な考えを生み出すために、次の6つの方法を駆使しています。職業柄、特殊な例かもしれませんが、参考までに紹介しましょう。

(1)論文を読んで勉強した内容は、ひとつの概念になるまで世界中の論文を調べ直して、それを1枚の図案にまとめておきます。この作業は、特定の課題を掲げて行なうのではなく、真理の探究を目的に、時間があるときに行ないます。

数えたことはありませんが、私のコンピュータには5000以上の図案が入っているはずです。

ひとつの解決すべきテーマが見つかったとき、それに関連する図案をコンピュータから引き出して並べてみると、これまでの概念にとらわれない、非常に興味深い解決のストーリーが見えてきます。1枚の図案を完成させるために、ときには数カ月も要したこともありますが、これらの図案から得られる解決策の内容は奥が深く、これまでに**この方法でたくさんの人の命を救うことができました**。

(2)新しい情報を見ながら、何度もくり返し考えていると、少しずつ新しい発想が進展していきます。「これに違いない」という考えはできるだけ最後までしません。**あらゆる可能性を探り、くり返し考える**のです。この習慣を身につけると、徐々に真理を探求する才能が備わってきます。

私自身は、「**くり返し考えることは、ひとつの才能である**」と思っています。そう考えていたからこそ、くり返し考える作業は別に苦もなくできるようになったのです。

(3)もし仮に考えが行き詰まったら、それまでにできあがった理論や考えをその道の専門家に話し、必ず意見を聞くようにしています。この場合、できるだけ相手を目の前において対話する形で討議することが大切です。すると、お互いに同期発火して、相互に磨き上げた考えの中から新しい発想や独創的な考えが生まれることが多くなります。

神経ホルモンを介する脳機能	ダイナミック・センターコアの思考
前向き／慎重 脳と体の相互調節	前向き思考 正確な思考 共存思考
明るい性格 自己保存 考えを行動に移す	繰り返す思考 筋を通す思考
イキイキした会話 ワクワクする 親近感を与える 人を好きになる	脳が望む思考 別視点の思考 独創的思考

(4)新しい考えについては、必ず講演会などで紹介するようにしています。講演会で話すとなれば、その前後のストーリーも含めて1枚の画像としてまとめる必要が出てくるからです。すると、ときには「新しい発想だ」と思っていたことに不備が見つかることがあり、考えをより磨き上げるきっかけとなります。

図９　「くり返し考える」と脳は進化する！

考えとこころの深さ	気持ちからこころを育む組織由来の本能と具体策		こころの基盤を育む細胞由来の本能と具体策
第１相	自我	自分を大切にする 自主性を保つ 最後までやりきる	向上心・好奇心を育む 仲間のために貢献する 自分の結果を出す
第２相	自我 自他共存	お互いに好きになる 強い気持ちを保つ 間違いをなおす 意見の違いを認める	上司・部下を尊敬する 否定語を言わない 繰り返し探究心を磨く 共有の解決策を求める
第３相	自我 自他共存 統一・一貫性	違いを活かす 感動する力を磨く 友達を大切にする 人の役に立つ 間違ったことは嫌い 本能を切り替える	自他のこころを育む 同期発火のこころを育む 自分を磨く 社会への貢献心を育む 正義を大切にする

講演会では、受けた質問の背景を考えることも新しい独創的な考えを生み出すヒントになります。このため、講演ではなるべく多くの質問を受けるようにし、それに対する回答などのやり取りをできるだけ楽しむようにしています。

(5)課題の解決策を考える場合は、その答えについて、必ず「人間の本能からはずれていないか」を検証します。

また、「これは人間の脳が求めている方法なのか」もチェックするように心がけています。

(6)異なる意見には、自分の立場にこだわらず耳を傾け、なぜ異なる意見が生まれてきたのかを考えるようにしています。

「目から鱗」の驚くべき医学的発見

❶「前向きな気持ち」が大切な理由

これまで、神経回路が持つ不思議な機能について述べてきました。従来は、「神経を介して情報が伝達されるしくみ」という考え方が主流でしたが、それをはるかに超える話ではないかと思います。

しかし、脳には神経回路を持たない脳細胞も存在します。これは神経ホルモンを染色する技術が開発されたことをきっかけに発見されました。

脳細胞は、情報伝達の回路を持たなくても、液体である神経ホルモンを介して情報を伝えることができるのです。

これらの細胞は、感情を生み出すA10神経群と思考回路の中に点在する形で存在しています。脳の中ではその濃度勾配《こうばい》にしたがって機能し、脳の外に対しては全身を駆け巡る血管の中に入り、脳の情報を体全体に伝えていると考えられています。

従来、脳の情報は、脊髄や手足の神経を介して脳から全身に伝えられていると考えられていました。しかし、神経ホルモンが血液の流れに入ることによって、**別ルートで脳が体の機能をコントロールしていることがわかってきた**わけです。

このようなしくみを知ると、こう考える人もいると思います。

「神経ホルモンが少なくなると脳の働きが低下するのだから、神経ホルモンを補充すれば、脳が活性化されてイキイキした脳をつくれるのではないか」

しかし、神経ホルモンは多すぎても少なすぎてもダメなのです。

というのも、神経ホルモンは神経回路のつなぎ目であるシナプスの末端で情報伝達物質として機能しているので、神経回路の機能にも影響するからです。

これは、**まさに「目から鱗」の驚くべき医学的発見からわかったこと**です。

救命救急センターに、頭に大きなけがを負った53歳の患者が運ばれてきたときのことです。

その患者は、意識はあるものの、意味不明な言葉を喋っていました。私は、これを脳が壊れたための症状だと思っていました。

ところが、「もしや」と思って脳の周りにある髄液中の神経ホルモンを測定したところ、神経の活動を高めるカテコールアミンの値が低くなっているという予想に反し、逆に、異常に高い値が出たのです。

そこで脳の底に細い管を入れ、脳の周りにある髄液をゆっくり排除した所、みるみる患者さんの症状がよくなりました。意味不明な言葉を発していたのは、神経の伝達回路に直接作用する神経ホルモンが多すぎたために起きていた症状だったわけです。

神経ホルモンの調節は、脳細胞の働きに依存しています。つまり、神経ホルモンは、脳をイキイキと働かすことによって増えたり減ったりしているのです。

この結果から、「神経ホルモンを脳機能の若返りに活かすためには、**自分自身が明るく前向きな気持ちでいることを習慣化することが大切**」だということが導き出せるのです。

しかし、今のところ神経ホルモンをうまく使いこなす原理や方法はよくわかっていません。それでは、性ホルモンはどうでしょうか?

❷「恋をする」と、なぜ脳が若返るか?

誰かを好きになると、脳がイキイキと機能する——。

そう言われると、何となくみなさんも心当たりがあるのではないでしょうか。

一般に性ホルモンとは、男性ではアンドロゲン、中でも睾丸からつくられるテストステロンが代表的です。

女性では、脳の視床下部でつくられるエストロゲン（卵胞ホルモン）とプロゲストロゲン（黄体ホルモン）が代表的でしょう。

テストステロンは性機能、性欲や筋骨格系の機能に働きかけており、このホルモンが極端に減ると、男性は生殖機能のみならず脳の機能も低下します。何となく元気がなくなり、中高年男性を襲う謎のlate-onset hypogonadism（ＬＯＨ症候群、不元気症候群）になると言われています。原因は加齢とストレスとされていますが、はっきりしたことはわかっていません。

女性ホルモンの代表であるエストロゲンは、女性らしい体つきや月経の調節に機能し、欠乏すると月経が不順になり体調がすぐれなくなります。

つまり、**性ホルモンによって体や脳の機能がイキイキと元気になる効果はある**と言えます。

ただし、性ホルモンによって脳が若返るという証拠は得られていません。

「異性を好きになると、脳が若返った感じがするけれど……」と思われた方もいると思います。

たしかに、異性を好きになると脳には効果があるのです。ただしそれは、**性ホルモンによるものではなく、別のメカニズム**で起きています。

その内容については、次に述べる神経ホルモンのしくみを理解したうえで6章を読んでいただければと思います。

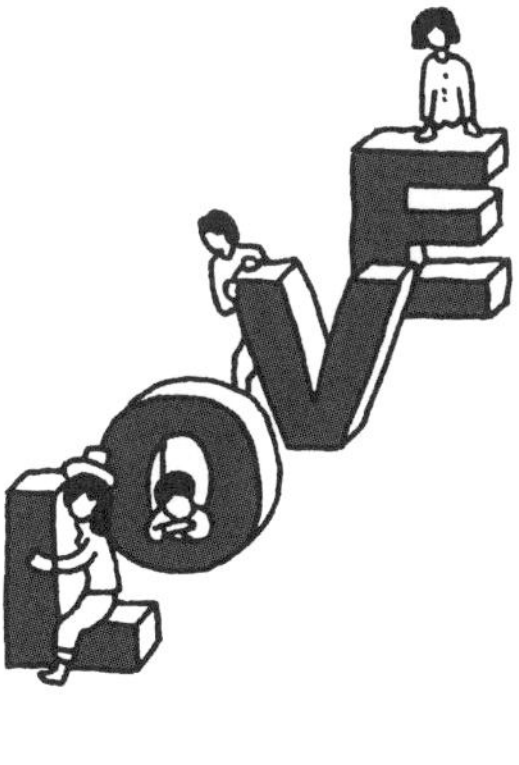

❸「イキイキと会話をする」と若返るのはなぜ？

人に親近感を与える人、イキイキとして会話をする人、使命感をもって社会に貢献している人、いつも前向き思考でテキパキと仕事をこなす人……。

そのような人は、例外なく若々しく見えるものです。

その秘密は何なのでしょうか？

この答えがわかると、年を重ねてもさらに脳を進化させる新たな方法が見えてくるかもしれません。

先に、神経の伝達回路に直接作用する神経ホルモンが多すぎると、脳の伝達回路のシナプス機能が混乱し、意味不明な言葉を話し出したりするケースを紹介しました。

ところが、思考回路や感情中枢からつくられるオキシトシン（母乳を出す神経ホルモン）や、バゾプレシン（血圧をコントロールする神経ホルモン）は、脳内で広がるのではありません。脳の下についている下垂体《かすいたい》の後葉に運ばれ、血管の中に入ることによって、脳と体全体に広がります。

さらに、この役割には、愛情、ストレス、性欲、社会的な認識、評価、協調性、社会的現象の記憶、うつ状態や分裂病の発生などにも関わっていることがわかってきました。

この神経ホルモンには、２つの機能的な特徴があります。

ひとつは、これまでの細胞が持つ機能分類に当てはまらない、細胞と細胞、組織と組織の間における機能調整を行なうこと。いわば**「脳と体の間の潤滑油」**のような機能を果たしていると考えられること。

もうひとつは、**これらの機能は体を使った行動で表すことによって高まる**のであって、頭で考えただけではその機能は引き出せないということです。

ここは、脳の機能を高め、才能を発揮する能力を高めていくために非常に大切なポイントです。つまり、人に親近感を与える人、イキイキとして会話をする人、使命感をもって社会に貢献している人、いつも前向き思考でテキパキと仕事をこなす人は、**体を使った行動を伴うことで脳の機能を高めている**と考えられるのです。

この話題については、6章で詳しく紹介したいと思います。

本章では、これまでみなさんがあまり聞いたことのない、一般常識を超える話が続いてきたと思います。

しかし、この章はこの本にとって要となる章なので、ゆっくりとくり返し、何度も読んでください。

きっと、読むたびに新しい発見があるはずです。ぜひ、ワクワクしながら自分流の新しい発見に期待して、次の章に進んでみてください。

chapter 5

「冴える、わかる、はかどる」すごい脳

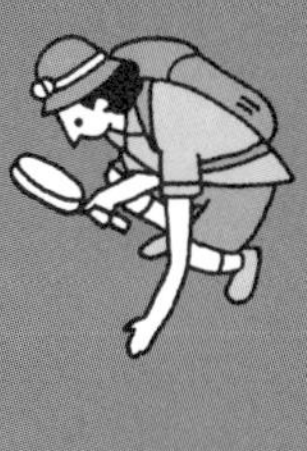

海馬回は「複数の情報が入ると興奮して機能が高まる」

「置いておいたはずの眼鏡が見つからない」「昨日会った人の名前が出てこない」など、年を取ると「あれっ」と思うようなもの忘れが増えるものです。

この「あれっ」が増えてくると、「もう自分の頭が信用できない」などと落ち込んでしまう方もいるかもしれません。

たしかに、1章で説明したように、年を取ると脳神経細胞の脱落が起きて細胞間のネットワークが荒くなります。こうした老化現象によって、若いころに比べてもの忘れをしやすくなるのは事実です。

しかし、本来、脳はものを忘れるようにできているものでもあります。

何でもかんでも記憶して忘れられなかったら、悲しかったできごとがいつまでもありありと思い出せてしまい、人生がつらいものになってしまうでしょう。

重要ではない情報を**忘れる力があるからこそ、大切な情報に集中して思考できる**のだとも言えます。ですから、もの忘れが若いころより増えたからといって悲観する必要はないのです。

もの忘れで本当に困るのは、「えーと、あれ、何だっけ？」などとちょっとしたものの名前が出てこない場面ではなく、覚えておくべきことを思い出せないときでしょう。つまり、「覚えておくべきことをしっかり記憶に残す方法」を知っておくことが重要なのです。

先に、「記憶は思考を通してつくられる」ことを説明しました。

記憶というのは客観的なデータを脳に保存するものではなく、自分の脳で理解・判断し思考した結果を残すものです。ですから、しっかり理解し思考した情報ほど記憶は残りやすくなります。

A10神経群でプラスのレッテルをはられた情報や、自己報酬神経群がよく働いた情報は忘れにくいので、「興味・関心を持って好きになった情報」や「自分が主体的に考えたり学んだこと」は強い記憶になります。

みなさんの周りにも、好きなスポーツのことなら各チームの選手の名前はもちろん、それぞれの選手が持つ記録やチーム移籍の履歴などをまるでデータベースのように記憶している方がいませんか？

「すごい記憶力だなぁ」と思うかもしれませんが、この手の人が何でも百科事典のように記憶しているかといえば、そんなことはありません。町内会の人の名前や家族構成となるとからきしダメで、何度教えても覚えなかったりするのです。

このような現象からもわかるのは、「**好きになり、興味を持ち、自分から知りたいと思って情報を得ること**」が記憶を強くするポイントだということです。

ほかにも記憶を強くする方法はあります。すぐに実践できるのは、「**情報を意識的に重ねていく**」ことです。

たとえば初対面の人の名前を覚えようとするとき、漫然と顔を眺めて「吉田さん、吉田さん……」と頭の中で復唱していても、なかなか記憶は強くなりません。「色白」「髪が黒々している」「恰幅《かっぷく》がよい」「声が大きい」「目つきが鋭い」「厳格そう」などというように、頭の中で複数の特徴を考え、相手の情報をたくさん集めましょう。

こうして自分が抱いた印象や感情を含めて情報を重ねると、脳はより明確にイメージを描くことができ、記憶を強く正確なものにしていきます。

また、覚えたい情報を口に出して言うことも効果があります。

これは、海馬回に「**複数の情報が入ると興奮して機能が高まる**」という性質があるからです。目で見るだけでなく、耳からも情報を入れることで「複数の情報」が入り、海馬回の機能が高まるわけです。

五感の中でも、聴覚は脳の働きに強い影響がありますから、**記憶を強く残したいときに耳を使うのはおすすめ**の方法です。

もの忘れへの対処法には、記憶を強くするだけでなく、「忘れやすいシチュエーションを避ける」「忘れたときに思い出す方法を知っておく」こともあげられます。

脳は「新しい情報に瞬時に反応する」クセがあります。

「買いものに来たのに、何を買おうとしていたのか思い出せない」といったことが起きるのは、ほとんどの場合、途中で何かに気を取られたことが原因です。「スーパーに向かう途中で近所の人に声をかけられた」「車にクラクションを鳴らされた」など、脳にとって新しい情報がもたらされると「買いたいもの」などの記憶が押しやられてしまうのです。

このような**もの忘れを防ぐには、意識的に新しい情報を遮断する**ことです。大事な用事があるときは目的の達成に集中してそれを考え続けるようにするのです。これを心がけるだけでも、「あれ、何だっけ?」という場面はかなり減らせるはずです。

忘れてしまった記憶は、思考した過程を振り返ることで思い出せることがあります。たとえば、「夕飯の買いものをしようと思った」「冷蔵庫を開けたらニンジンとタマネギが残っていたのでカレーにしようと思った」というように頭の中でもう一度「買いものに出かける前の過程」をくり返すと、「ジャガイモと牛肉を買うんだった」などと記憶がよみがえってくるのです。

「目線を水平にする」と判断力が鋭くなる

体が固くなった、腰が痛い、年だから……。

誰もが当たり前のように使っているこの言葉、脳にとっては大きなマイナスです。判断力や理解力ばかりか、ものごとの道理を理論的に考える力までをも著しく低下させてしまうのです。

私たちは、無意識のうちに「**筋の通らないものは嫌い、間違いは嫌だ**」「**形の整ったものは美しい、美人、イケメンは好き**」と、判断しています。これは、統一・一貫性を好む本能を持っているからです。

先ほどの、「体が固くなった、腰が痛い、年だから」という言葉には、ネガティブな否定語が3つも入っています。脳はネガティブな思考にとらわれると、統一・一貫性の本能がネガティブに同期発火し、意欲が低下します。それとともに、判断力までも鈍くなり、今まで確実にできていたことも、なぜかできなくなってしまうのです。

「しまった、できない、無理無理、大変！」などと、否定語を頭にインプットすると、**脳は統一・一貫性の本能をできないほうに合わせ、本当にできなくなってしまう**わけです。

これは、けっして頭が悪くなったということではありません。

空間認知能の重要性は、これまで説明してきました。

ものごとを正確に判断し、理解するためには、耳や目に入ってくる外からの情報を後頭・頭頂葉にある空間認知中枢を介して、左右正しく脳内情報として前頭前野に伝える必要があります。

姿勢が悪くなったり、体が固くなって運動時の体のバランスが悪くなったりしていると、脳内では情報伝達の同期発火が難しくなり、その誤差を補正する必要が出てきます。その結果、理解力や判断力が鈍くなり、いつの間にか、間違いやミスが多くなってしまうのです。

目線が傾くと、左右の目や耳から入ってくる情報に違いが生じてしまいます。

こうした脳と運動科学のしくみを理解していないと、うまくいかない結果だけを認識し、年のせいで頭が悪くなったと誤解してしまいます。

こうなると、思うようにいかない失敗体験をくり返すことが多くなります。そこで、「年を取ったら脳の力も低下する」という考えを固定し、さらに自己保存の本能までを加え、自分のプライドを守ろうとする妙なことが起こるわけです。

だから、「年を取っても脳の力はそれほど低下しない」と言われても、なかなかそれを納得して受け入れることができないわけです。

この話を本書の冒頭でしたのは、多くの人がこの脳のしくみを知らないために、「自分の脳を自分でダメにしているのではないか」、と心配になっているからです。

解決策はいたって簡単。脳のしくみを理解し、**まずは否定語を使わないように心がける**のです。

そして、水平目線と美しい姿勢をいつも意識し、「自分なら必ずいい結果を出せる」と決めることです。

腰が痛い、体が固いという課題は、フィジカルな問題です。プール内でバランスの取れた姿勢で歩行訓練を行なうなど、体の軸（中心の線）と腰・足が一体化した運動を心がけましょう。そして、腹筋やストレッチ体操を習慣にすることをおすすめします。

「同じ失敗を二度とくり返さない」法

年とともに、どうしても「うまくいかなかった」という体験が増えてきます。失敗をしたときに、積極的に前向きになったほうがよいことは、誰でも知っているでしょう。

ところが人間は賢いので、失敗すると「わかっているけど、今はそうしたくない」という後ろ向きの気持ちが生まれてきます。このやっかいな問題は、脳の働きを高めていくうえでも、大きな障害になります。

それを解決する方法は、**目標を必ずクリアできるレベルに下げ、とにかく成功体験を積み重ねる**ことです。すると、いつの間にかはまりがちな本能の弱点から抜け出すことができます。

成功体験をくり返すとは、「興味を持つとできるようになる神経回路」の逆まわしを行なうことにほかなりません。

脳は「できると興味がわいてくる」特徴があるため、成功体験自体がごほうびになるのです。だから、自然と自信が生まれ前向きな気持ちが育まれるのです。

困難にぶつかったときの立ち直りの早さを身につけるには、ぶちあたった困難を「必ず達成できる課題」に小分けし、成功体験をくり返していくことです。

さらに、本能の弱点を知って脳のしくみをうまく使い、失敗から素早く立ち直る方法を考えてみたいと思います。

ひとつめは、自己保存の本能を制することです。自己保存の本能が過剰反応すると、「できない理由」をあげることに気持ちが向いてしまって、対策を考えられなくなることが少なくありません。

しかし、「無理な理由」をあげ続けても状況は変わらないのです。困難に直面したときほど、「今は自己保存の本能が過剰反応しているんだな」と判断し、冷静に状況を分析して解決策を考えてみることが必要です。

「腰が痛い、もう年だから無理だ」ではなく、「今日は腰痛があるから、まずは腰を休めて痛みを取ろう」「腰痛が出ないように弱っている筋肉を鍛えよう」と考えてみる。あるいは、「この腰の痛い状態でもどうしたらうまくできるか」というように、「どうすれば問題をクリアできるか」を考えると、気持ちも前向きになってくるはずです。


もうひとつは、「**失敗した環境から一度離れてみる**」ことです。

これは失敗した統一・一貫性の環境をはずすことによって成功に導く方法です。

たとえば、ゴルフをしていてなかなかよいショットが出なかったとしましょう。

高齢の方は「もう年だからしょうがないのかな……」と考えがちです。

脳には「同じ失敗を続けやすい」というクセがあります。これは「統一・一貫性」の本能によるもので、「できないかもしれない」「きっとダメだ」などと考えているとそこから脱出できなくなってしまうのです。失敗体験をくり返すほど「統一・一貫性」が強く働くようになるので、「もうダメだ」という気持ちが強まるという悪循環に陥ってしまいます。

同じ失敗のくり返しを止めるには、ボールから離れたところで考えるようにし、ボールに近づいたら、何も考えずにボールを打つことに集中するようにします。つまり、**「考えるゾーン」と「プレー・ゾーン」を分ける**ことで、失敗をくり返す統一・一貫性の環境をはずしてしまうわけです。

「本能を利用する」などと聞くと、難しそうに思えるかもしれませんが、とても簡単で非常に効果的な方法です。

よくあることですが、グリーンでパッティングのミスをくり返した場合、すぐにやり直しをしないで、ちょっとその場を離れてみたり、いつもは見ない場所に視線を向けてみたりします。くるりとその辺を一周してくるだけでもOKです。

このような行動には、「環境の統一・一貫性」をはずす効果があります。すると、**「同じ失敗のくり返し」から脱することができる**のです。

脳の「やる気を全開にする」コツ

さまざまな場面で、意欲の減退を感じる。仕事から解放されたことで、気持ちの糸が切れてしまった……。

このように、「なかなかやる気がわいてこない」場合でも、脳のしくみを知っていれば、うまく働かせることができます。

コツのひとつは、「**簡単にできることから手をつける**」ことです。ここで言う「簡単にできること」とは、絶対にクリアできる、やる気がなくてもこれくらいならできるというレベルのことです。

たとえば「せっかく時間ができたのだから、箱にしまっている写真を整理してアルバムにはろう」などと考えているのに、なかなか手がつけられないとします。

この場合、一気にアルバムの整理をしてしまおうと考えてはダメです。

まずは「写真を1日1箱ずつ押し入れから出して、目に見えるところに置いておく」と決めます。そして、「まずは箱を出せたらＯＫ」というところまで、「できた」と言える基準を落としてみるのです。

簡単にできるところまでレベルを落とし、「やった」「できた」という経験をくり返すと、徐々にやる気が出てきます。**脳は達成感を味わうのが大好き**なので、「ずっと手をつけられない」という状況から脱し、決めたことを少しずつでも達成していくことで喜びを感じられるのです。

もうひとつのコツは、**身の回りを片づける**ことです。

「やらなくちゃと思っていることがあるのになかなか手をつけられない」という人は、自分の周りを見渡してみましょう。

新聞や雑誌などがいつでも手の届くところにありませんか？いつでもネットサーフィンできるパソコンやタブレットはないでしょうか？目の前にテレビがあってつけっぱなしになっていませんか？

人間の脳は、新しい情報に瞬時に反応するようにできています。「考えごとをしていたのに、人から声をかけられたら何を考えていたか忘れてしまった」といったことが起きるのは、「他人の声」という新しい情報に脳が反応して古い情報が押しやられてしまうからです。

何かに集中して取り組むには、脳のクセを知り、「新しい情報」となるものを身の回りから遠ざける工夫が必要です。

作業すべきことがあるなら、テーブルの周囲をきれいに片づけ、テレビを消して、作業に必要なものだけを目の前に並べましょう。

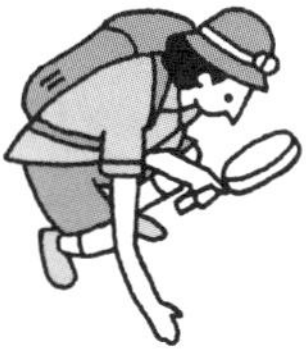

「同じ道を同じ時間に歩く」

年を重ねると、人は要領がよくなるものです。培ってきた経験があれば、たいていの場面はうまくやり過ごすことができます。若いころのように地道なトレーニングに取り組む機会はあまりないかもしれません。

スポーツをするにしても、かつての部活動のように、毎日素振りをやったりシュートの練習をしたりといったことはやらない方が多いはずです。

しかし、「地道なトレーニング」には、脳にとってびっくりするような効用があります。これを若者の特権にしておく手はありません。

みなさんは、野球やゴルフの素振りにどんな意味があるかを考えたことがありますか？　「何度も黙々とバットを振ることが、なぜ効果的なトレーニングになるのですか？」と尋ねられても、すぐに答えられる方は少ないのではないかと思います。

このようなトレーニングの効果は、脳科学的に説明が可能です。

たとえば、野球の素振りを考えてみましょう。バットをくり返し振り続けるのは、正しいフォームを身につけるためです。

では、なぜくり返しバットを振り続けることで、正しいフォームが身につくのでしょうか？

「くり返しやり続ける」ことで脳の「統一・一貫性」の本能が鍛えられ、「正しい形」「正しくない形」の違いを判断する力が磨かれます。

すると、バッティングフォームが乱れたときにも、すぐどこが悪かったのかを判断できるようになります。悪かったところをすぐ修正できるようになれば、正しい形」を再現できる確率がどんどん上がっていく――というわけです。

ものごとを地道にくり返す習慣は、「**微妙な違いがわかる力**」を磨きます。統一・

一貫性の本能を鍛えることになるので、脳はより正しく判断力を発揮するようになります。

以前、とある大企業の社長と話した際、「私はこうと決めたら変えない性格で、毎日歩く道が同じです」と言っていたことが印象に残っています。

私は、その習慣が経営者に求められる「他人にはわからない微妙なものごとの違い」を見抜く力をもたらしたのだと思いました。毎日、飽きもせず同じことをくり返すというのは、そのこと自体がひとつの才能と言ってもいいものです。

残念なことに、若いころは「自分を鍛えなければ」という意識で地道なトレーニングに励んだ経験があっても、年を取るとともにそういった生活から離れてしまう方が少なくありません

しかし、意識して取り組めば、**「毎日、同じ道を同じ時間に散歩する」**「書道や絵画などの趣味、ゴルフなどのスポーツの練習を地道にくり返す」など、「ものごとをくり返す習慣」は誰でも身につけることができます。ぜひ、日々の生活の中に取り入れていってください。

「創造的思考力」を生み出す2つの法

よく、年を取ると柔軟な発想ができなくなり、アイデアが生まれにくい、などと言われますが、そんなことはありません。

脳と本能のメカニズムを活かせば、**年を取っても素晴らしいアイデアは出せます**。

「ものを考える」とひとくちに言いますが、思考には、深さや複雑さによる違いがあります。

新しいアイデアを生むような、最も深く複雑な思考を私は「創造的思考」と呼んでいますが、創造的思考をすると、脳の神経細胞が発芽現象を起こし、脳のネットワークが強化されることがわかっています。

つまり、創造的思考は脳の老化を防ぐばかりか、新しい神経シナプスの出現によって脳の思考回路が緻密になり、**年を取りながらさらに思考力を高める効果がある**わけです。

どのようにすれば創造的思考が働くかを知り、創造的思考を行なう習慣を身につければ、いくつになっても脳を進化させることができます。

まずは「創造的思考」とはどのようなものかを見ていきましょう。

とっさに、ものごとの可否や成否などを判断するのは「直感的判断思考」で、これは脳の前頭葉で行なわれるものです。

もう少し複雑な、情報から自分の考えをまとめるような「知的思考」は、ダイナミック・センターコアを使って行なわれています。

「創造的思考」とは、知的思考をくり返すことによって行なわれるものです。

1章で、脳はくり返し考えることで独創的な発想を生み出すしくみを持っていることを紹介しましたが、わかりやすく言えば「創造力を発揮する」「何度もくり返し思考・検証をする」といった脳の使い方がポイントです。

日常生活の場面を想定すると、たとえば**オリジナルの絵を描く**など、自分の頭の中で**想像を膨らませてものをつくる**ような趣味を持っていると、創造的思考がよく働きます。

また、できればライフワークと呼べるものを見つけ、それに関して創造的思考を発揮できるよう「くり返し考える習慣」を身につけるといいでしょう。

このとき、創造的思考を深めてアイデアを磨く「法則」をお教えします。それは、「**常識を疑う**」「**3日あけて考える**」ことです。

くり返し考えることが大切と言っても、ただ漫然と同じことを考えていると、脳の「統一・一貫性」の本能が発想の邪魔をすることがあります。

すばらしいアイデアというのは、それまでに考えたアイデアとは一線を画したまったく異なる発想から生まれたもの。だからこそ価値があるのです。

ところが、これは脳にとっては「統一・一貫性」の本能が崩れることを意味します。新しいアイデアを生むことは、脳にとって非常に難しいのです。

そこで**「統一・一貫性」の本能をはずすための工夫**が必要になります。

「常識を疑う」のは、その工夫のひとつです。ものごとをくり返し考え、緻密に論理の隙間を埋めていくと、ときとして常識に矛盾する点に気づくことがあります。そのときに「いや、そんなはずはない」と否定せず、「もしや……」と考えて思考を深めると、その常識を打ち破るような発見ができるのです。

脳が「常識」と考えていることには強固な「統一・一貫性」が働きますから、常識にとらわれないよう自分に言い聞かせる必要があります。

もちろんこれは、「常識は何でも疑えばいい発想が生まれる」という話ではありません。「くり返し考えて論理を詰めた結果、気づいた矛盾」を見逃さない心構えを持ちましょうということです。

「3日あけて考える」のも、「統一・一貫性」をはずすための工夫のひとつです。

脳は、重要でない情報を3日で忘れるようにできています。これは、自分が食べたものを思い出してみるとよくわかります。

昨日、一昨日の夕食に食べたものはすぐ思い出せても、3日前となるとなかなか答えられないはずです。

「重要でなければ3日で忘れる」というしくみを使うと、考えが煮詰まったときにわざと3日あけることで、余計な情報を脳から追い出せます。すると客観的にものごとを考えられるようになり、「統一・一貫性」をはずすきっかけにもなるのです。

ちなみに、3日というサイクルは個人差があります。年とともに忘れるのが早くなったら、中2日あければ「統一・一貫性」がはずれるということもあるでしょう。

考えが行き詰まったときはいったん考えるのをやめ、2~3日あけてみることをおすすめします。

スポーツの新記録も、じつは脳と関係がある

脳の本能がもたらす強みと弱みを知り、それを上手に使うと、びっくりするような力を発揮します。

もしも今、あなたが「とても打ち破れない」と感じている壁があるとしましょう。「マラソンに挑戦してみたいけれど、この年ではとても無理だろう」というように、加齢にともなう体の衰えが「壁」だと思えることもあるかもしれません。

このような「壁」を打ち破るメソッドがあるとしたら、ぜひ知りたいと思いませんか？

じつは、**困難だと思われることでもクリアするための脳の使い方**があります。これを理解するには、そもそも「壁」をつくり出しているのは脳の本能だということを先に知っておかなくてはなりません。

「壁」をつくり出しているのは、これまでにも再三登場している「統一・一貫性」の本能です。

「常識で考えて難しいこと」「誰もやったことがないこと」「一度もできた経験がないこと」などに対して、脳は「統一・一貫性」が崩れるのを避けようとします。これが「きっと無理だろう」という考えを生み、脳の力を削いでしまうのです。

スポーツの世界を見るとよくわかるでしょう。

長年破られなかった記録がひとたび突破されると、次々と新記録が生まれるというのはよく見られる現象です。

「あの記録を破るのは無理だ」という「壁」ができてしまっていたところに、「あの記録は破れる」という情報がもたらされることで、選手たちの「統一・一貫性」がはずれるからだと説明できます。

「統一・一貫性」の本能が壁をつくってしまうしくみを知ると、やってはいけないことが見えてきます。それは、目標に対して「どうせ無理だ」「前例がない」などと否定的に考えることです。

ものごとをネガティブにとらえる習慣がある人は、脳内に壁をつくるクセがある人だとも言えます。このタイプは、簡単にクリアできる壁すら、乗り越えることができないのです。

壁を打ち破れる人になるには、何よりもまず、慎重で後ろ向きな考えをやめなくてはなりません。「きっとやってみせる」「壁を越えられたら気持ちいいだろうな」と前向きに考え、挑戦を楽しむ気持ちを持つことが必要です。

気持ちを前向きにできたら、次はいよいよ目標達成のために行動を起こすとしましょう。

いくら前向きになったからといって、高い目標を設定していれば、壁をやすやすと打ち破れるはずはありません。ここでポイントとなるのが、「統一・一貫性」の本能を上手にコントロールすることです。

まず、大変な目標だからといって、**「とてつもない努力が必要だ」といった考えは捨てましょう**。というのも、「通常の状態を超えるような努力」は、それ自体が「統一・一貫性」の本能に反するからです。

脳は、急激な変化を嫌います。壁を一気に打ち破るのは、そもそも脳のしくみから言って非常に無理のある話なのです。

脳の本能を理解すると、人間が成長し力をつけていくには、**「少しずつ着実に力を伸ばす」という考え方が大切**だとわかります。「統一・一貫性」を守りながら、「ちょっと上」を目指してくり返しトレーニングすることが壁を破るための理にかなった方法なのです。

まずは「これならクリアできそうだ」と思えるところに目標設定し、それに向けて全力投球しましょう。

マラソンなら、最初から42・195キロを3時間で完走しようとするのではなく、まずは5キロ、10キロといった「がんばれば走り通せる距離」から始めます。タイムを縮めたいなら、「少しがんばれば達成できそうな目標タイム」を設定しましょう。「できる範囲に集中し、全力投球で取り組む」ことをくり返し、立てた目標をひとつずつクリアしていくことが、大きな壁を打ち破るための正攻法です。

トレーニングする際は、「練習だからそこそこの力でいいや」などと損得を考えず、できる範囲でいいので、本番のレースのつもりで取り組んでください。

先に触れたように、「損得抜きに全力投球する」ことこそ脳の力を最大限に発揮するための要諦であり、その習慣が壁に穴をうがつのです。

もっとも、「損得抜きに全力投球する」というのは、言うのは簡単でも実践するとなるとなかなか大変なのも事実です。

脳の力を発揮する神髄をひとつあげるとしたら、私は迷わず「**損得抜きに全力投球で、同じことをくり返しやること**」と答えるでしょう。

最初からこれができていれば苦労はありません。

そこで、みなさんにはまず「自分が心底、好きだと思えること」でこの習慣を身につけることをおすすめします。**好きなことなら、損得抜きでやるのは難しくない**でしょう。無理に苦手意識のあることに挑戦するより、大事な習慣を身につけるのが先決です。

ひとたびこの習慣を身につけることができれば、年を重ねるごとに自分を磨き、**今の時点では想像もつかないレベルに自分を引き上げることも可能**になります。

「マイ・ゾーン」を使えば、一瞬で集中力が上がる!

「最近、集中力が持たなくなった」という方は、脳の本能を使って上手に集中力を高めるコツを押さえておきましょう。

みなさんは、スポーツ選手が「ゾーンに入った」と発言しているのを聞いたことがありませんか？　この**「ゾーンに入る」というのは、集中力が極限まで高まった状態**になったことを指しています。

ゾーンというのは言葉のイメージ通り空間的なものであり、そこに入るとゾーンの外のことが頭に入ってこなくなります。目の前のことに意識が集中し、脳の力が最大限に引き出されるのです。

ゾーンに入るなどと聞くと「特殊な人しかできないことだ」と思われるかもしれませんが、そんなことはありません。条件を整えれば、誰でもゾーンに入ることができます。

ゾーンに入るには、脳が「統一・一貫性」を好む本能を使います。

まずは、集中すべき場所を決めましょう。何か作業をするなら机の前がいいかもしれませんし、考えごとをしたいならお風呂の中でも結構です。

ただし、あまり広すぎる場所は選ばないほうがよいと思います。

ゾーンの範囲は、自分の前後左右に腕を伸ばしたくらいまでの距離が目安です。

次に、空間認知能をしっかり働かせるため、姿勢を正して目線を水平にしましょう。集中力を高めるには、脳が余計な情報の補正をしなくてすむようにしておく必要があります。

さらに、さまざまな面から環境を一定に保つ工夫をしてください。部屋の明るさや温度、周囲のものの配置を一定にするほか、ノートなどにものを書くときは「左のページに調べたこと、右のページに考察したことを書く」といったルールを決めて守るようにします。

毎日、開始・終了時間を一定にして取り組むのも「統一・一貫性」を保つのに役立つでしょう。

こうして環境や条件を整えると、その場所で作業や考えごとを始めたときにすっと集中できるようになります。これをできるだけ毎日くり返しましょう。

集中力を上手に高められるようになり、ゾーンに入れるようになると、多少周囲が騒がしくても気にならなくなります。ここまでくれば、思考力が研ぎ澄まされるのを実感できるはずです。

ゾーンをつくる条件がわかると、集中力を高めたいときは日頃から同じ環境を保つことが重要であることがわかります。大企業などで取り入れられているフリーデスクシステム（1人ひとりのデスクを固定せず、空いている席を使って仕事をするスタイル）や、最近流行りの「ノマドワーカー」というのは、じつは集中力を発揮し、新しい考えを生み出すのが難しい仕事法なのです。

なお、環境の「統一・一貫性」を保ったほうがいいのは、その環境できちんと結果が出せている場合です。

もし「最近調子が悪い」「どうも作業がうまく進まない」といった場合にも対処法があります。部屋の模様替えをしたり、作業する時間を変えてみたり、あえて環境を変えて脳の「統一・一貫性」をはずすと、悪循環を脱するきっかけになります。

「**調子がよいときは環境を維持し、悪いときは少し変えてみる**」のが、脳を上手に使うコツなのです。

chapter 6

人を好きになると、脳は最高に働く！

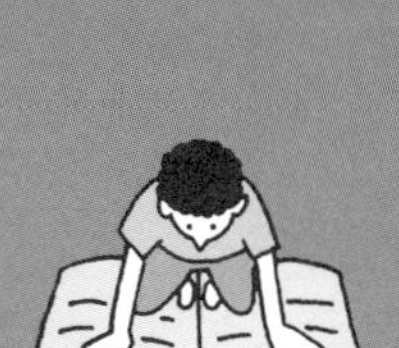

脳には「楽しい会話」が一番の栄養

年を取ってから脳が衰えるか進化するかは、社会との関わり方が非常に重要です。

6章では、脳を進化させるという観点から、人とのつき合い方や、人間関係をより円滑にするコミュニケーション法についてアドバイスしたいと思います。

最初に知っておきたいのは、「**よい友達がいて、楽しい会話をする機会が多い人は脳を若く保てる**」ということです。

脳を若々しく保つには、疲れをためないことが大切です。

先にも少し説明しましたが、脳の疲労を取り除く中枢はA10神経群の近くにあります。好きな人や友人との楽しい会話をすることが、脳をリフレッシュさせてくれます。

もちろん、楽しい会話をする相手は友人に限りません。たとえば、ボランティア仲間や地域スポーツチームの仲間など、共通の目標を持った人と思いを語り合うことも、脳の疲労を取るのに効果的です。

結局のところ、「社会の中で自分の居場所を持ち、そこでよい友人やよい仲間と楽しく会話をすること」が、脳を若く保つための大切な条件なのです。

年を取ると、人間関係がおっくうになり、人とコミュニケーションを取ることを避けるようになる人も少なくありません。

しかし、**人とのコミュニケーションを避けていると、老け込むのが早くなる**ため注意が必要です。

いつまでも若々しくいるためにも、すばらしい会話を交わす機会をたくさんつくることを心がけましょう。

「前向きな脳」が「前向きな人」を引き寄せる

脳は、もともと「人とのコミュニケーションを求めている」ものです。

周囲と仲よくしてコミュニケーションを増やすことは、脳神経細胞の「知りたい」「仲間になりたい」という本能にもとづく行動なのです。

ですから、**人とのつながりを大切にし、他者と同期発火する機会を多く持つこと**が重要なのです。

ただ、「誰とつながるか」を考えることも必要です。

コミュニケーションが大事といっても、会話のはしばしに否定語が入るようなネガティブな人が相手では、あなたの脳の機能にかえってマイナスになるからです。

「でも」「だって」「あの人は嫌い」などという言葉を聞くたびに、あなたの脳機能が低下すると思ってください。

相手は、「明るく若々しい人」であることが望ましいでしょう。

脳には「統一・一貫性」の本能がありますから、若々しい人や知的な人と一緒にいれば、相手に自然に合わせようとします。若々しく知的な人といると、自分の脳も若々しく知的になります。

逆に言えば、老け込んだ人やばからしい話ばかりする人と一緒にいれば、脳はどんどん老け込み、ばからしい話ばかりするようになっていきます。

一般には「類は友を呼ぶ」と言われますが、脳のしくみから言えば「**一緒にいる人と同類になる**」と考えるのが正しいのです。

明るく若々しい人との交流を増やすには、老若男女が楽しめる趣味を持つのがひとつの方法です。

「統一・一貫性」の本能から、**自分と共通項がある人には親しみを感じやすくなり**

ます。同じ趣味を持つ人どうしが仲よくなりやすいのは、ある意味でごく自然なことなのです。趣味仲間は、よき友人、よい交流相手になれるもの。

また、心から楽しめる趣味を持つことは、先に触れた「損得抜きに全力投球」する習慣を身につけるうえでも大切ですから、ぜひ趣味を持つようにしましょう。

「なるほど」「そうだよね」を口癖に

人といいつながりを持つうえで、会話力は磨いておいたほうがいいでしょう。

いくら知り合いが増えても、会話を楽しめなければ脳を鍛えることはできません。

そこで、脳のしくみをうまく使って「相手の脳に入る」会話、つまり、**「相手の脳と同期発火する」会話のコツ**をお伝えしたいと思います。

人間の脳には「統一・一貫性」の本能がありますから、自分と異なる意見は内容にかかわらず受け入れがたいものです。自分の意見を伝えるにしても、相手がここから共感してくれるようにすると、コミュニケーションはうまくいきます。それが、「相手の脳と同期発火する」ということです。

そのためには、**喜怒哀楽をしっかり表現**し、相手に自分の感情を伝えることです。

また、「脳が達成したいこと」を伝えて共有し合うことが大切です。「目指していることが違う」というとき、人は「気持ちはわかるけれど、考え方には同意できない」と感じ、うまく同期発火できなくなるのです。

同期発火するためのコツはほかにもあります。すぐに実践できて効果てきめんなのは、「**意識的に相手に同意を示す**」「**相手と同じ言葉を使う**」ことです。

経験豊かな高齢の方によく見られるのは、経験や知識が豊富であるがゆえに、相手の意見を否定したり、「そうじゃないだろう」と叱ったりしてしまうことです。

特に、現役時代にたくさんの部下がいた方など、第一線で活躍した人ほど、この傾向が強いように思います。

相手のためによかれと思うのかもしれませんし、そもそもコミュニケーションを「相手を打ち負かしたほうが勝ち」と考えているタイプなのかもしれません。いずれにしても、これでは相手の脳に入ることはできません。

どんなに自分の意見と違う内容であっても、**まずは「なるほど」「そうだよね」と受け止める**習慣を身につけましょう。そのときに、相手が発した言葉もおりこむようにします。

わかりやすい例で考えてみましょう。たとえば、あなたが「近場の温泉でのんびりしたいなぁ」と思っているときに、家族が「海外旅行に行きたい」と言い出したとします。

ここですぐに「海外なんて時間もお金もかかるし、疲れるばかりだ」などと反論してはいけません。最初は「なるほど、そうだよね。海外にも行きたいよね」と、同意を示し、相手と同じ言葉を返します。そのうえで、「でも、近場の温泉でのんびりするのもいいよね。安上がりだし、みんなの体も休まるんじゃないかな」というように自分の考えを伝えるのです。

考えてみると、コミュニケーション上手と言われるのは、自己主張が強い人ではなく「聞き上手」な人です。「聞き上手」とは、相手の意見を否定せず、同意や共感を示せる聞き手、と言えるでしょう。

聞き上手な人は異性にモテるものですが、これは「**相手と同期発火する力が強い人ほどモテる**」ということができそうです。

このようなコミュニケーション法は、認知症患者と介護者の間でも有効であることがわかっています。

認知症の患者さんが深夜に「外に出たい」と言い出したときなどは、介護者がいくらダメだと言い聞かせてもあまり効果はありません。しかし、「そうだよね、外に出たいよね」といったん受け止めてから「でも、外はもう暗いから明日にしようか」などと言うと、素直に従うようになるのです。

コミュニケーションが困難な認知症の患者さんであっても、共感や同意を示せば同期発火できるというのは非常に興味深い話ですね。

では、相手の言うことを受け止めて同意を示したとしても、どうしても意見がぶつかってしまった場合はどうすればよいのでしょうか?

まず、「ゼロか100か」で考えないことが大切です。

お互いの意見を取り入れて「80点」を目指すと考えるようにすると、自然に譲るべきところが見えてきます。1章で見たように、脳はもともと異なる機能が連係してひとつの考えをまとめあげる力を持っており、「違いを認めて共に生きる」ことを望んでいるものです。これをひとことで言えば、「共存」という考え方になります。

また、共存するための具体策として、相手の意見にいろいろと問題があると感じる場合も「**指摘するのはひとつだけ**」をルールにしましょう。というのも、「あそこもおかしい、ここもダメ」とすべての難点を指摘すると、相手は「逃げ道がなくなった」と感じるからです。

脳は、逃げ道がないと自己保存の本能が強く働き、理にかなった判断ができなくなってしまいます。

これは、不祥事を起こした企業のトップなどがマスメディアから責め立てられ、さらにおかしなことを言い出す様子を見るとよくわかります。はたから見ると「過ちを認め、対策を示して素直にあやまればよいのに……」と感じますが、自己保存の本能が過剰反応すると、自分を守ろうとするために、どんどんおかしな方向に行ってしまうのです。

このような状態に人を追いやっても、誰も幸せにはなれません。誰かと意見を交わすときや相手を叱るときなどには、脳の本能のことをよく考え、必ず「**逃げ道を残しておく**」ことを意識したいものです。

「同性どうしの会話」が脳を喜ばせる

脳を若々しくする「場が盛り上がる楽しい会話」のポイントをまとめましょう。

ひとつめのポイントは、**みんなが楽しめる話題**の提供です。

会話となると自分のことばかり話す方がいますが、これはNGです。特に、過去、仕事で実績を残した人ほど、つい武勇伝や自慢話をくり返しがちなもの。

刺激的で興味深い話ならもちろんご自身の経験を語ってもかまいませんが、「自分が話していて気分がよい」という理由でその話題を選んでいるなら要注意。

「相手の立場で考えたら、この話はおもしろいか」と考えるようにしましょう。

また、古い話ばかりするのではなく、できるだけ新しい話題を提供することも考えたいところです。そのためにも、自分自身が好奇心を持って新しいことにチャレンジし続けることが大切です。

未知の世界に触れるとひらめきが起きやすく、会話の幅が広がります。何か、新しいことを勉強するのもおすすめです。人に語れるくらいに何かを学ぶということは、いつまでも新しい領域への好奇心を持ち続けられ、思考力や記憶力をしっかり使えるといった点で、脳を鍛える効果もあります。

また、ときには**自分の失敗談を交えて相手に楽しんでもらう**のもいいと思います。

私自身、失敗はしょっちゅうしているので、よく笑い話のタネにしています。たとえば旅先で、「飛行機に乗ったら預けた荷物がどこかに行ってしまって、お金もスーツも全部その中に入れていたので困ってしまったんですよ。学会に出るのに、Tシャツと短パンしかないし……」といった調子で話をしていると、相手と一気に打ち解けられたりします。

現役時代はきまじめだったという方も、リタイア後は、少し会話の潤滑油になるような話題の提供を心がけてはいかがでしょうか。

2つめは、**同性どうしで集まる場で会話を楽しむ**ことです。

特に、夫が会社を定年退職すると、妻と一緒に過ごす時間が増えます。それはそれで、家族で会話を楽しむ心がけが大切ですが、かといっていつも2人きりで向き合うのはあまりおすすめしません。というのも、**男性と女性では言語中枢の発達のしかたが違うので、好む会話のパターンが異なる**からです。

一般に、女性は言語中枢が発達しており、「話すことでアイデアが生まれ、記憶力も高まる」という傾向があります。女性どうしのおしゃべりがつきないのは、脳がそのようにできているからなのです。

夫婦げんかをしていても、女性は口論していると「あのときあなたはこう言った」「あのときはこんなことをやった」と、夫が覚えていないことを細々と並べ上げますが、これは会話しているうちに次々と過去の記憶がよみがえるからです。

また、女性は、あまり中身のない会話でもわいわいと盛り上がることができます。それは、**会話そのものを楽しむ力がある**からです。

ところが、多くの男性はこれが苦痛です。「目的がはっきりしていないおしゃべりは苦痛だ」という方も少なくないでしょう。

このような理由から、**同性どうしで集まって会話したほうが、同期発火は起きやすい**と考えられます。日常的に会話を楽しめる場を持つには、できれば同じ趣味を持つ同性の仲間をつくるといいでしょう。

なお、男女の脳の違いを知っておくことは、夫婦円満の秘訣にもなります。妻に「うるさい、しゃべるな」と言ったり、夫に「もっと話を聞いて！」と言ったりする前に、「女性はおしゃべりが好きなんだな」「男性は女性のおしゃべりを我慢しているんだな」と思い出してください。あらかじめ生まれ持った違いがあることを理解していれば、お互いを認め、相手を尊重できるはずです。

3つめは、**はきはきした話し方**を身につけることです。

プロの話し手であるアナウンサーは、発声がよく、聞いていて気持ちのよい話し方をしています。人に話を聞いてもらうには、内容はもちろんですが、「相手が心地よく聞ける話し方」も大切なのです。

「声が小さい」「モゴモゴ話すので相手が聞き取りにくそう」という人は、「もっとはっきり大きな声で話そう」と心がけてみましょう。無意識にぼそぼそ話しているよりも、話し方がずいぶん変わるはずです。

自分の声を意識して話すことは、聴覚を鍛えることにもなり、老化防止につながりますから一石二鳥です。

「ときめく気持ち」を体で表現すると?

何歳になってもイキイキと過ごすためには、「異性を好きでいること」です。

人を好きになると、脳の視床下部の細胞からオキシトシンやバゾプレシンという神経ホルモンが出ます。これらのホルモンは液体ですが、神経線維の中を通って下垂体後葉に運ばれ、血液に入り、体の機能を調整しながらその効果を発揮します。

大切なのは、**「体を使った行動」によって、脳と全身がイキイキする**ということです。どういうことか、これからご説明しましょう。

よく「女性が恋をするときれいになる」と言います。

また、男性の場合は「愛人がいるといくつになっても元気だ」などと言われます。

脳科学的に考えると、**体を使った行動が、脳と体を若返らせる**と言えます。

たとえば、「お互いにイキイキとした会話をする」「お互いに好きという気持ちを体で表現する」「いつも前向きな気持ちで行動する」……といったことです。

単に、恋をするとか愛人を持つといったことだけでは、それほど効果はないのです。

私が過去に診てきた患者さんたちの様子からも、人を好きになると脳や体に好影響があることを実感しています。救命救急に運ばれてきて、手術後に無反応だった患者さんが、**好きな人がきて声をかけたり体をさすったりすることで反応を取り戻す**というのは珍しい光景ではありませんでした。

人を好きになるということは、脳や体をいつまでも若々しく保つための大事なファクターです。そこから、**2人でどのような楽しい会話や行動を取るかが大切**なのです。

ですから、男性は若い女性と、女性は若い男性と交流する機会を持ち、いかに前向きに生きるかが大切です。アイドルのファンになってもいいでしょう。方法は問いませんから、自分がときめく気持ちを感じ、それを体を使って表現することです。

夫婦で暮らしていると、もしかすると「夫が若い女性をうれしそうに見ているのが許せない」「妻がいい年をして韓流スターを追いかけているのはいかがなものか」などと相手に不満を持つかもしれません。しかし、できれば「若々しくいるためにはこれくらいがちょうどいい」とお互いに片目をつぶっておくくらいがよいのではないかと思います。

ちなみに、私の母親は90歳を超えていますが、マッサージを受けるときはいつも「男性のマッサージ師にやってほしい」と言います。いくつになっても**異性にときめくことが、イキイキと老後を過ごすコツ**なのです。

人生「最大の見せ場」はじつは、これから

「自分を認めてほしい」という自我の本能は、使命感を生みます。

「自分は何のために生まれてきたのか」などという問いかけは、脳に自我の本能があるからこそ発せられるものです。

脳は「**使命感を感じると、やり遂げる力が強くなる**」という特徴があります。

「この仕事がきっと相手に喜んでもらえる」「社会に貢献できる」といった思いが

生まれ、自分を後押ししてくれた、という経験を持っている方は多いでしょう。

この点、リタイアした人は、使命感を持ちにくくなることに注意が必要です。よくあるのは、仕事を辞めると自分の存在意義が見出せなくなり、「もう年だからいいんだ」と守りに入るパターンです。自我の本能が傷つくのを止めるため、自己保存の本能が過剰反応するわけです。

ただ、このような守りの考えが生まれると、脳が一気に老け込み、ものごとをやり遂げる力がガクンと落ちてしまいます。


脳を若く保つためには、年を重ねても使命感を持ち続けるようにしたいものです。人生が下り坂だというイメージは、捨てましょう。これから**人生を上り詰め、最大の見せ場をつくる**のだと考えてください。

使命というのは、さまざまな行動に対して感じることができます。世の中を少しでもよくしたいと思って社会貢献活動に参加してもいいでしょう。家族を今まで以上に幸せにするんだと決めて何ができるかを考え、実行に移してもいいでしょう。

使命感を持つといっても、**目的が壮大である必要はない**のです。大事なのは、脳が求める「違いを認めて共に生きる」という本能にしたがい、「貢献心」にもとづく使命を持つことです。

「自分が、社会や周囲の人にとってどう貢献できるか」を考えれば、使命感というのは自ずと見出せるはずです。

人の上に立つ「リーダー脳」のつくり方

読者のみなさんの中には、いつまでも現役で、年を重ねてなお社会で活躍する方もたくさんいると思います。よきリーダーとなるためにも、脳科学にもとづいて組織を率いることが大切です。

最後に、人の上に立つリーダーとなる方のために、「**チームを強力軍団に変える脳の使い方**」を2つご紹介します。

ひとつめのポイントは、組織のコミュニケーションを活性化するための「ルールづくり」です。

組織内で同期発火を起こしてコミュニケーションを円滑にするには、お互いに**同意を示し、同じ言葉を使う**ことが効果的です。チーム内で合い言葉を決めたり、スローガンを掲げたりするのは、同期発火を起こすという点で効果があると言えます。

部下が何か意見を述べたときは、**リーダーは「同期発火の法則」を使って対応すべき**です。「同意を示す」「相手と同じ言葉を使う」という鉄則に加え、「部下を頼り、ほめて、実際に意見を取り入れる」という姿勢を示しましょう。

自分のほうがすぐれた意見を持っていると思う場面でも、「私のほうが正しいのだから言うことを聞け」という態度で接するのはNGです。「あなたならもっとよい考えがあるかもしれないから相談するんだけど……」などと相手を信頼する姿勢を見せ、意見を傾聴することを習慣にしたいものです。

部下どうしの意見がぶつかった場合は、互いが譲り合わないと同期発火が起きず、組織力が全体的に低下してしまいます。このような場面では、「**反対する場合は、もっとすぐれた具体的な解決策を述べる**」という条件をつけるのがおすすめです。

これは、私が救命救急センターで部下たちと一緒に仕事をしていたときに実際に定めていたルールです。部下たちが感情的に相手を否定し合うことを防ぐのはもちろん、お互いが「一理あるな」と相手を認められるようになります。

2つめは、「リーダー脳」をつくるための「自己保存」と「統一・一貫性」の本能の使い方です。

まず頭に入れておきたいのは、人の上に立つと「立場を守りたい」という自己保存の本能が過剰反応しがちになるということです。

組織のリーダーになるほどの方なら、さまざまな経験を積んできており、自分の今の地位に誇りを感じるものでしょう。「立場を守りたい」というのは、ごく自然に生まれる気持ちだと思います。

しかし、自己保存の本能が過剰反応すると、組織運営に支障をきたしますから注意が必要です。

まず、周囲の意見になかなか耳を傾けられなくなります。「自分のほうが立場が上だ」と示すために相手を否定したくなるからです。組織内で問題が起きたとき、立場を守るために隠蔽《いんぺい》しようとするケースもあります。

リーダーとして組織を束ね、素晴らしい成果をあげるには、「自己保存の本能が過剰反応しないようにしよう」と意識することが必要です。何ごとも「自分のため」ではなく、**「部下のため、チームのため、組織や社会への貢献のため」**の判断になっているかどうかを自問する習慣をつけましょう。いつでも自分の立場を捨てられる人だけが、真に優秀なリーダーになり得るのです。

もうひとつ、リーダーに求められるのは「統一・一貫性をはずす力」です。

一般に、**脳は「想定外のこと」を考えるのが苦手**です。それは「普通なら」「常識では」といった考えが「統一・一貫性」の本能にもとづく非常に強いものだからです。想定外とは言葉の通り「普通の想定には入ってこないこと」であるため、なかなかイメージできないのです。

しかし、人の上に立つリーダーは「常識」や「普通」のことを考えるだけでは足りません。もしもチームのメンバー全員が「そんなことは絶対に起こらない」と言ったとしても、「想定外のことがもし仮に起きたら？」という発想を捨てずに対策を考えられてこそ、リーダーはリーダーたり得ると言えます。「普通ならあり得ないトラブルだった」「想定外だった」といった言葉を口にできる人には、リーダーの資質はないのです。

「統一・一貫性」の本能をコントロールし、つねに最悪の状況に対処する方法を頭の片隅に置いておくようにしましょう。

「進化する脳」をつくるリスト

この表は、本書の内容についてどれくらいクリアできているかをチェックするためのリストです。

今、あてはまるものが少なくても、気に病む必要はありません。本書で学んだことを実践し、定期的にチェックシートを見直して、「いつまでも進化する脳」になっているかどうかを確認しましょう。

●考え方やものごとに取り組む姿勢

□何ごとも「おもしろそう」「楽しそう」と前向きに考える
□新しいことに興味を持って取り組んでいる
□明るく前向きでいるよう心がけている
□主体性を持ってものごとに取り組んでいる

□大事なことは、くり返し考える習慣が身についている
□人と会話するときは感情を込めて話している
□「年だから……」という言い訳を言わない
□「でも」「だって」など、否定語を口にしていない
□積極的に社会とのつながりを持っている
□目標を持って生活している
□損得を考えず、全力投球する習慣が身についている
□スポーツなどで「同じことをくり返す練習」をしている
□創造的思考力を発揮できる趣味やライフワークを持っている
□大事なことは「情報を重ねて覚える」ようにしている
□大事な用事は「終わるまで集中を切らさない」
□集中力が高まる「マイ・ゾーン」を持っている
□若い人とコミュニケーションする機会がある
□「なるほど、そうだよね！」と同期発火する会話を大切にしている

□意見がぶつかったときはお互いに歩み寄るようにしている
□話をするときは「相手の立場に立っておもしろいか考える」
□同性どうしが集まって会話を楽しむ機会がある
□はっきりと聞き取りやすい声で話すようにしている
□異性に興味を持ち、いつも好きな人がいる
□貢献心にもとづく「使命感」を持っている

●脳と体の老化を防ぐ習慣

□芽が出る食材を積極的に取っている
□主食に胚芽米や蕎麦、胚芽うどんをよく食べている
□水出し茶でテアニンを取っている
□食事は食べすぎず、腹七～八分目にしている
□バランスのよい食事を実践している
□いつも姿勢を正しく保っている

□「空間認知能」を鍛える趣味を持っている
□音を注意深く聞く「耳のトレーニング」をしている
□注意深くものを見る「目のトレーニング」をしている
□よい本をくり返し読んでいる
□便秘にならないよう、腸腰筋を鍛えている
□食事中に楽しい会話を心がけている

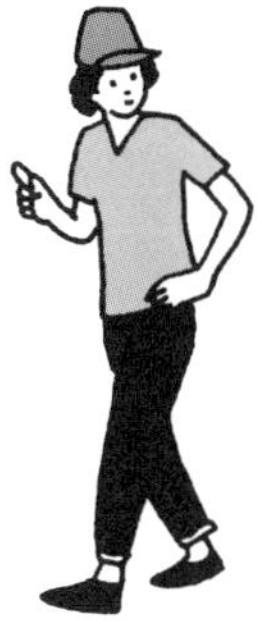

あとがき

この本を手に取ったあなたには、「すばらしい」という言葉を差し上げたいと思います。

一般に、年を取ると、体のあらゆる細胞は老化し、衰えてゆくと考えられていま す。その中で、『何歳になっても脳は進化する！』という一般常識に反するタイトルの本を見れば、「何を言っているのだろう」「注目を集めるために奇抜なタイトルをつけている」などと思うのが普通です。

にもかかわらず、この本を手にしたのですから、あなたは、**統一・一貫性を好む脳の本能の壁を越える力を持っている**ということです。

この本の中でも紹介したように、人間の考えは、いくつも異なる神経核を連合させることによって生まれてきます。違いを認める力を持っていないと、新しい、独創的な考えは生まれてきません。

私は仕事の関係上、科学的な研究分野、医学の分野、スポーツ分野、教育分野、あるいは、ビジネス分野などにおいて、ノーベル賞の受賞者、金メダリスト、成功を収めた起業家など、数多くの一流、あるいは、超一流の方にお会いしてきました。

この人たちに共通して言えることは、一見、常識とは異なる意見でも、いったん受け入れる力を持っているということです。一般常識と異なる違いの中から、わずかな微妙な違いをもするどく見抜く洞察力を持って、「なぜだろう?」「その理由は?」という話の展開になるので、「なるほど!」「そうだよね!」と新しい発見が生まれ、ワクワクさせられます。

本書『何歳になっても脳は進化する!』は、長い自分の研究生活や脳外科専門医・救急指導医としての臨床経験を通して、**いつか、形にしてみたいと思っていたテーマ**でもありました。

しかし、その答えは、「人間の脳は本能を基盤にこころと一体で機能する」「脳の考えをくり返すことによって、気持ちやこころが深くなる」……といった脳機能のメカニズムを明らかにするまで、まったく見えてきませんでした。

それでも、「気持ちはどうしていつまでも20代のままで、年を取らないのだろう?」という疑問は頭から離れませんでした。

私は、脳がどのようにしたらその才能を発揮できるかという課題についてずいぶん研究してきました。ですから、当初はその才能発揮の方法を習慣にすれば、年を取っても頭は悪くならないと考えてきました。

しかし、この方法では「頭が悪くはならない」という現状維持のままで、けっして脳を進化させるということにはなりません。

私は、この壁を破るために、もっと大切なことを忘れていました。

本書を読み終えたあなたなら、それが何かわかりますよね。

そうです！　いつまでも年を取らない気持ちが生まれる脳のメカニズム、気持ちや考えをますます深くする脳のメカニズム、新しい独創的な考えを生み出す脳のメカニズムを活用することだったのです。

そのことを頭に入れながら、もう一度、4章、5章、6章を読んでいただくと、この本の内容や本質までを自分のモノにすることができると思います。

「何歳になっても進化する脳」は、すでに年を取った方たちのためだけの話ではありません。若いときからこの本で紹介したような頭の使い方をすると、脳の機能のみならず、気持ちやこころも同時に育まれてくるので、**人間力をさらに高めていくことができます**。

年を取りながら脳を進化させていくことは、ひょっとしたら、人生の一大事業になるかもしれません。

あなたなら、きっと、結果を出せるはずです。

林　成之

何歳《なんさい》になっても脳《のう》は進化《しんか》する!

著　者——林　成之（はやし・なりゆき）
発行者——押鐘太陽
発行所——株式会社三笠書房
〒102-0072　東京都千代田区飯田橋3-3-1
電話：(03)5226-5734（営業部）
：(03)5226-5731（編集部）
http://www.mikasashobo.co.jp
印　刷——誠宏印刷
製　本——若林製本工場

編集責任者　清水篤史
ISBN978-4-8379-2524-8 C0030